PUBLICATIONS DU *PROGRÈS MÉDICAL*

# ÉTUDE
DES
# RÉFLEXES TENDINEUX
DANS LA
# FIÈVRE TYPHOÏDE

PAR

P.-J. PLUYAUD

DOCTEUR EN MÉDECINE DE LA FACULTÉ DE PARIS
LAURÉAT (bis) DE L'ÉCOLE DE MÉDECINE DE LIMOGES
ANCIEN EXTERNE DES HOPITAUX DE PARIS
MÉDAILLE DE BRONZE 1881.

PARIS

AUX BUREAUX DU
PROGRÈS MÉDICAL
6, rue des Écoles, 6

A. DELAHAYE & E. LECROSNIER
ÉDITEURS
Place de l'École-de-Médecine

1883

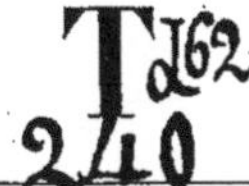

# ÉTUDE

DES

# RÉFLEXES TENDINEUX

DANS LA

# FIÈVRE TYPHOÏDE

PARIS. — IMP. V. GOUPY ET JOURDAN, RUE DE RENNES, 71.

PUBLICATIONS DU *PROGRÈS MÉDICAL*

# ÉTUDE

DES

# RÉFLEXES TENDINEUX

DANS LA

# FIÈVRE TYPHOÏDE

PAR

P.-J. PLUYAUD

DOCTEUR EN MÉDECINE DE LA FACULTÉ DE PARIS
LAURÉAT (bis) DE L'ÉCOLE DE MÉDECINE DE LIMOGES
ANCIEN EXTERNE DES HOPITAUX DE PARIS
MÉDAILLE DE BRONZE 1881.





PARIS

AUX BUREAUX DU
PROGRÈS MÉDICAL
6, rue des Écoles, 6

A. DELAHAYE & E. LECROSNIER
ÉDITEURS
Place de l'École-de-Médecine

1883

# INTRODUCTION

La fièvre typhoïde est une maladie générale et le poison qui la détermine, quelle que soit sa nature, porte son action sur l'organisme entier.

Aussi, depuis l'époque où a été bien reconnue cette entité morbide, les observateurs se sont-ils appliqués à étudier les lésions anatomiques ou fonctionnelles qu'elle produit dans les différents appareils.

Dès l'origine, certains organes ont fixé l'attention et ont été étudiés, l'intestin par exemple, tant dans les symptômes déterminés par les lésions des plaques de Peyer et des follicules isolés que dans ces lésions elles-mêmes.

Un peu plus tard, on s'est occupé des altérations pulmonaires, et dans ces derniers temps les lésions du cœur et plus récemment encore celles du foie et des reins ont fait l'objet d'études spéciales.

En ce qui regarde le système nerveux, on a été conduit à s'en occuper à cause du délire qui est fréquent et de l'état de stupeur (τυφος) qui a même donné son nom à la maladie; mais il reste là encore beaucoup à faire et dans le domaine de la clinique et dans celui de l'anatomie pathologique.

Un organe, la moelle épinière, a presque constamment été laissé de côté, soit à cause de l'obscurité des données d'anatomie pathologique fournies par les autopsies, soit par suite de l'absence ou de l'insuffisance des connaissances physiologiques sur le mode de réaction du système spinal, du moins jusqu'à ces derniers temps.

Cependant les troubles du pouvoir excito-moteur de la moelle ont bien leur importance, et l'analyse et l'interprétation des modifications survenues dans les réflexes tendineux, sujet de cette thèse, nous montrera que ces troubles de la puissance excito-motrice de la moelle se rencontren d'une façon assez absolue pour prendre rang parmi les symptômes ordinaires de la dothiénentérie.

I

## Historique.

Nous avons seulement l'intention, dans cette esquisse historique, d'indiquer rapidement les travaux produits sur la question qui nous occupe, réservant pour le cours de notre ouvrage la discussion des phénomènes cliniques et anatomo-pathologiques importants.

Si l'on excepte quelques observateurs comme Lombart et Fauconnet de Genève (1), par exemple, qui, placés dans des circonstances particulières d'épidémie de fièvre typhoïde avec prédominance des symptômes spinaux, ont observé et décrit des contractures, des paralysies, des troubles de la sensibilité, les auteurs nous fournissent peu de renseignements.

C'est ainsi que Bouillaud (2) décrit dans les fièvres ataxiques et malignes, sous le nom de *symptômes d'irritation*, les phénomènes nerveux les plus divers observés dans ces maladies.

Louis (3) note des spasmes musculaires.

Dans le domaine de la sensibilité générale, nous voyons

---

(1) Lombard et Fauconnet. — *Etude clinique sur quelques points de l'étude des fièvres typhoïdes. Gazette Médicale*, 1843.

(2) *Traité des fièvres essentielles*, 1826.

(3) *Traité de la fièvre typhoïde.*

Beau (1) signaler l'analgésie comme symptôme fréquent. D'un autre côté Griesinger (2) a observé souvent aussi l'analgésie, mais il a trouvé dans quelques cas une hyperesthésie telle que le malade poussait des cris au moindre contact.

Au point de vue qui nous occupe, un des travaux qui méritent une certaine attention est celui de Fritz (3). Après avoir analysé les symptômes nerveux, spinaux principalement, rencontrés dans les différentes périodes de la maladie, Fritz pense qu'on pourra peut-être un jour faire la part qui revient à la moelle, des troubles convulsifs observés dans la dothiénentérie ; mais il est, dit-il, d'autant moins en mesure d'entreprendre ce travail, « qu'il exigerait pour être fait utilement plusieurs prémisses physiologiques que nous ne possédons pas. »

Disons tout de suite que ces prémisses nous en possédons quelques-unes, grâce à la découverte des réflexes tendineux.

Chédevergne (4) et E. Hoffmann (5) sont, avec Fritz, à peu près les premiers qui signalent des lésions soit dans le tissu nerveux, soit dans les méninges cérébrales et médullaires, et M. Cazalis (6), qui résume ces recherches et y ajoute quelques faits de son observation, arrive à cette conclusion que les lésions sont presque toujours superficielles, que rarement elles atteignent la substance cérébrale et que

---

(1) *Gazette des Hôpitaux*, 1848.

(2) Griesinger. — *Maladies infectieuses*, 1868.

(3) Fritz. — *Etude clinique des symptômes spinaux dans la fièvre typhoïde*. Thèse doct., 1863.

(4) Chédevergne. — *Fièvre typhoïde*, Th. doct., 1864.

(5) *Unters über die pathol. Anat. Verand der Organe beim Abdominal typhus*, 1869.

(6) Cazalis. — *De la valeur de quelques phénomènes congestifs dans la dothiénentérie*. Thèse du doctorat, 1874.

souvent même l'aspect du tissu nerveux et des méninges est absolument normal.

Nous reviendrons du reste sur ces recherches dans le chapitre suivant.

Il convient de noter aussi le travail récent de M. L. Landouzy (1), dans lequel cet auteur réunit un certain nombre d'observations de paralysies survenues à la suite de la fièvre typhoïde.

Citons, pour être complet, les recherches chimiques de Bulh (2), recherches qui pourraient peut-être aboutir à un certain résultat mais qui, dans tous les cas, devraient être singulièrement perfectionnées et complétées, car cet auteur s'est borné à déterminer la présence dans la substance cérébrale, d'une plus grande quantité d'eau que dans l'état normal.

Il nous reste à mentionner les recherches qui ont été faites sur le sujet même de notre thèse et dont nous trouvons la première indication dans un travail de Strümpell (3)

Un peu plus tard M. Petit-Clerc (4) et en dernier lieu M. G. Ballet (5) se sont occupés de cette question des réflexes tendineux dans la fièvre typhoïde. La discussion de leurs opinions diamétralement opposées sera faite un peu plus loin.

---

(1) *Des paralysies dans les maladies aiguës*. Thèse d'agrégation, 1880.
(2) *Ueber der Wassergehalt im Gehirn bei typhus Zeitschr. fur ration. med.*, 1858, t. IV.
(3) *D. Arch. f. ks. med.*, t. XXIV, p. 176.
(4) Petit-Clerc. — *Des réflexes tendineux*. Th. doct., 1880.
(5) G. Ballet. — *Progrès médical*, 1882.

## II

### Considérations cliniques et anatomo-pathologiques sur l'état de la moelle dans la fièvre typhoïde.

Nous ne reviendrons pas sur les phénomènes d'*irritation spinale* signalés par les différents auteurs qui se sont occupés de la fièvre typhoïde avant la découverte des réflexes tendineux. A part les troubles de la sensibilité cutanée dont tout le monde avait parlé d'une façon plus ou moins vague, il faut arriver jusqu'à Fritz (1) en 1863 pour trouver une bonne description des symptômes spinaux dans la fièvre typhoïde. Cet auteur, après avoir signalé des hyperesthésies et des anesthésies à forme ascendante, des raideurs, des spasmes musculaires, des contractures, etc., consacre un chapitre aux *mouvements réflexes*.

Il y cite une observation (2) dans laquelle il parle des « mouvements réflexes que détermine le contact de la main sur les diverses parties du corps »; il est assez difficile de se rendre compte de ce qu'il entend par là. Dans cette même observation, les pupilles étaient sensibles à la lumière, il existait du soubresaut des tendons et de l'hyperesthésie cutanée. En somme : exaltation du pouvoir

(1) *Loc. cit.*
(2) Fritz. — *Loc. cit.*, obs. XXI.

réflexe, que Fritz est porté à attribuer à la « rupture de l'équilibre qui existe normalement entre les fonctions cérébrales et celles de la moelle. »

Passons maintenant à des phénomènes d'une plus grande intensité, quoique relevant toujours d'une altération (probablement la même) de la moelle; je veux parler des paralysies que l'on observe quelquefois pendant le cours, mais surtout vers la fin et pendant la convalescence de la fièvre typhoïde. M. L. Landouzy (1) en cite des plus variées comme siège et comme intensité. D'après lui, la plupart de ces paralysies survenant à la fin des fièvres adynamiques et prolongées doivent être rapportées à l'adultération générale et profonde de l'organisme. Parlant ensuite des causes probables de ces paralysies, il ajoute que « les perversions motrices ressortissent surtout aux troubles fonctionnels ou nutritifs des centres ou des cordons nerveux ».

Ces considérations nous conduisent à dire quelques mots de l'anatomie pathologique de la moelle dans ces cas de troubles spinaux.

Les résultats fournis par l'examen de la moelle peuvent être absolument nuls, et il serait facile de réunir un assez grand nombre d'autopsies citées par Fritz, Chédevergne, Hoffmann, Cazalis (2), dans lesquelles ni la moelle, ni ses enveloppes n'étaient le siège d'aucune lésion appréciable.

Il peut donc arriver qu'il n'y ait pas de lésions médullaires.

Lorsqu'il y en a, ces lésions peuvent intéresser seule-

(1) *Loc. cit.*
(2) *Loc. cit.*

ment les méninges ou bien pénétrer jusqu'au tissu nerveux lui-même.

Les lésions les plus profondes et les mieux caractérisées ont été bien décrites surtout par Hoffmann (1) qui, dans certains cas, note l'œdème avec le ramollissement superficiel du cerveau en nappe ou en petits foyers et des apoplexies capillaires. Dans ces foyers de ramollissement, le microscope lui a montré des corps granuleux, appartenant très probablement à des éléments en voie de destruction et quelquefois une dégénérescence graisseuse des fibres nerveuses.

Ces lésions, rares dans le cerveau, n'ont jamais été signalées dans la moelle et, dans tous les cas où celle-ci a été examinée à l'œil nu ou armé du microscope, elle a été reconnue présenter un aspect normal.

Il n'en est pas de même des méninges ; ainsi, la congestion veineuse est signalée comme fréquente par tous les observateurs ; de plus, Chédevergne (2) a noté des hémorrhagies et des exsudations plastiques inflammatoires : plaques laiteuses et congestions donnant au cerveau l'aspect de la périméningo-encéphalite des paralytiques généraux. Mais ce qu'il y a là de plus intéressant au point de vue qui nous occupe, c'est que les mêmes lésions, d'après Chédevergne se trouvent sur les méninges rachidiennes et e prolongent même sur les origines de bon nombre de nerfs crâniens et rachidiens.

Ajoutons que, pour tous les auteurs, ces lésions inflammatoires ne sont que secondaires et de nature congestive, que la méningite vraie est très rare, qu'il faut plutôt voir

---

(1) *Loc. cit.*
(2) *Loc. cit.*

là une tendance à la formation de fausses membranes qu'un processus inflammatoire réel, et que, en tout cas, elles sont l'exception, la règle c'est l'hyperhémie et les congestions méningées lorsqu'il existe des lésions appréciables.

Devant ces résultats insuffisants et inconstants, quelques auteurs ont cherché une autre voie. C'est ainsi que, dès 1858, Buhl (1) avait appliqué l'analyse chimique aux cerveaux des typhiques, et avait constaté une notable augmentation d'eau dans la pulpe cérébrale. L'évaporation lui a donné 75 à 80 pour 100 au lieu de 70 pour 100 chiffre moyen. Hoffmann qui a poursuivi ces recherches, les confirme et note dans les quatre cinquièmes des cas (sur 165 autopsies), une augmentation du liquide encéphalo-rachidien, soit dans les cavités, soit dans l'arachnoïde ; dans 33 cas sur 100, il existait un œdème très accusé du cerveau avec ramollissement des parois ventriculaires.

Hâtons-nous de le dire, s'il y a quelque espoir que l'analyse chimique nous fournisse des renseignements, dans les cas de ce genre, ce n'est pas soulement la présence d'une plus ou moins grande quantité d'eau qu'il faudra rechercher, mais bien plutôt se livrer à une analyse complète de la substance cérébrale.

Si nous considérons les faits cliniques et anatomo-pathologiques que nous venons d'énumérer, nous voyons que ces derniers sont la plupart du temps insuffisants pour expliquer les désordres, quelquefois considérables, des fonctions médullaires. L'anatomie pathologique ne donne pas, en effet, de lésion constante et bien déterminée qu'on puisse

---

(1) *Loc. cit.*

toujours rattacher à l'action du poison typhique, que cette action ait lieu directement sur les centres nerveux, ou qu'elle ne soit que secondaire à l'intoxication du liquide nutritif. De plus, les altérations trouvées exceptionnellement à l'autopsie n'éclairent pas l'esprit sur ce qui doit se passer ordinairement et dans les formes d'une gravité moindre que celles qui se sont terminées par la mort.

## III

### Étude des réflexes tendineux.

La découverte de certains phénomènes physiologiques ou pathologiques : les réflexes tendineux, la trépidation spinale provoquée, n'a pas été sans exercer une certaine influence sur la pathologie et la clinique des affections spinales, influence qui s'est surtout prononcée, à partir du moment où MM. Charcot et Vulpian ont montré la véritable signification de ces phénomènes, et ont enseigné à les interpréter. Les réflexes tendineux nous traduisent, en effet, d'une façon palpable, le mode de réaction de la moelle, c'est donc un moyen d'expérimentation clinique, qui peut devenir exquis et donner dans des mains habiles des résultats précieux. Mais aussi, il faut bien le dire, c'est un signe délicat et par lequel il est facile d'être trompé, si on le cherche à la légère ou dans des conditions défavorables, et nous tenons de M. G. Ballet (commuuication orale), le récit de tel fait, dans lequel le réflexe patellaire, recherché par un expérimentateur, pourtant habile, paraissait complètement aboli lorsqu'on essayait de le provoquer, la main étant placée sous la cuisse en demi-flexion et le malade couché, et qui était au contraire très fort, lorsque le malade était assis sur le bord du lit, les jambes pendantes.

Cette position est, du reste, la meilleure pour obtenir en même temps la plus grande résolution musculaire possible dans les muscles antagonistes, et un certain état de tension du muscle en observation (triceps crural dans ce cas), conditions essentielles à la production des réflexes. Il faut encore avoir soin que le malade ne soit ni trop ni trop peu au bord de son lit ; dans le premier cas, en effet, les muscles ne sont pas dans le relâchement, dans le second, il se produit aussi quelques contractions musculaires, et de plus la tension du triceps n'est pas assez forte pour la production normale du phénomène.

La percussion doit être faite avec le marteau Skoda (le bord cubital de la main est trop épais) sur le tendon rotulien entre son attache et la rotule. Il est bon de procéder d'abord doucement, puis un peu plus fort, de façon à bien juger du maximum de contraction, qui augmente dans une certaine limite, mais pas proportionnellement à la force déployée.

Sauf un cas ou deux dans lesquels à cause des accidents du décubitus, il ne nous a pas été possible de faire lever le malade, toutes nos observations du réflexe patellaire ont été prises, le malade étant assis sur le bord de son lit. Eh bien, malgré toutes ces précautions, nous sommes moralement certain de n'avoir que très rarement, pendant la période d'état de la fièvre, obtenu la résolution musculaire.

Un autre réflexe à peu près constant est celui du pied. La meilleur manière de l'obtenir est de placer le sujet couché sur le côté, les jambes et les cuisses demi-fléchies, dans la position vulgairement appelée en «*chien de fusil*». Pour éliminer les causes d'erreur provenant du frottement du pied contre les pièces de la literie, il est bon de soutenir la jambe de la main gauche pendant qu'on percute le tendon d'Achille avec le marteau tenu de la main droite. Il est remarquable que la jambe sur laquelle on obtient alors le mieux la résolution musculaire est toujours celle qui repose directement sur le lit, l'autre présente toujours un certain degré de contraction.

Il est un autre réflexe qui se rencontre aussi la plupart du temps chez l'individu sain, c'est celui du coude. La position dans laquelle il est le plus facile à déterminer est la suivante : le sujet doit être assis ou debout, le bras écarté du corps suivant une ligne horizontale perpendiculaire, un plan médian antéro-postérieur, l'avant-bras demi-fléchi et pendant ; on doit alors placer la main gauche sous le bras du sujet, l'engager à laisser son bras s'appuyer sur la main de l'observateur et à laisser pendre son avant-bras, le bord radial regardant l'épine iliaque du même côté. La percussion se fait bien entendu sur le tendon du triceps, assez près de l'olécrâne.

Il nous a paru utile de rechercher s'il n'existait pas chez nos malades d'autres réflexes en dehors de ceux que nous venons d'énumérer et nous avons exploré principalement le poignet. On peut trouver au poignet des réflexes soit seulement dans le sens de la flexion, soit seulement dans le sens de l'extension, soit dans les deux sens à la fois. La position à donner au membre qui nous à paru la plus favorable est la suivante : le sujet est couché sur le dos, le bras et l'avant-bras sont écartés du tronc et reposent en partie sur le lit et en partie sur la main gauche de l'observateur qui frappe de la droite sur le tendon dans les deux sens un peu au-dessus du ligament annulaire du carpe.

Un autre signe important de l'exagération du pouvoir excito-moteur, c'est l'épilepsie spinale. Tout le monde sait aujourd'hui comment on provoque ce phénomène par le redressement brusque du pied, le malade étant en décubitus dorsal.

Il nous est arrivé quelquefois de provoquer des ressauts épileptoïdes par le chatouillement de la plante du pied, on le trouvera noté en son lieu dans nos observations.

Lorsque, sur le conseil de notre ami Gilbert Ballet, nous nous sommes proposé, dans cette thèse, d'étudier la question des réflexes tendineux dans la fièvre typhoïde, nous nous sommes trouvé en présence de certaines difficultés:

La réflectivité spinale offre, à l'état normal, des différences assez considérables suivant les individus.

Tel réflexe peut paraître diminué, normal ou exagéré suivant les observateurs.

Pour ces deux raisons, et aussi parce que nous étions, dans nos observations dans les hôpitaux, en présence de sujets dont nous ne connaissions pas l'état normal de la réflectivité spinale, nous avons dû chercher à établir une classification des réflexes qui ne fasse rien présumer de cet état normal et nous avons fait trois classes suivant que les réflexes étaient *faibles*, *moyens* ou *forts*.

Cette classification était nécessaire d'autre part, car nous ne pouvions pas caractériser par exemple un réflexe du poignet en disant qu'il était normal, exagéré ou diminué, puisque ce réflexe n'existe pas à l'état normal.

Nous aurions pu établir un plus grand nombre de classes, par exemple une pour les réflexes très faibles, une autre pour les réflexes très forts; mais, outre que ces distinctions pourraient embarrasser pour l'appréciation des réflexes qui se trouvent sur leurs limites, elles seraient encore, nous le croyons, assez inutiles dans la pratique.

Disons ici qu'il faut bien se pénétrer de cette idée que ces trois classes de réflexes ont été établies par nous, pour le besoin de comparaison entre nos diverses observations, qu'elles ne se rapportent en aucune façon à l'affaiblissement, l'état normal ou l'exagération des réflexes tendineux et que nous n'avons pas la prétention de les faire passer dans la pathologie expérimentale classique. Il serait cependant à désirer que le langage scientifique se fixât sur ce point (des esprits plus autorisés que nous s'en feront sans doute un devoir), l'importance des réflexes tendineux est assez grande dans la pathologie des affections spinales pour qu'on s'en occupe.

En ce qui regarde l'épilepsie spinale, nous n'avons pas cru devoir y établir de degrés, mais nous avons noté le nombre de ressauts du pied, lorsque cela nous a paru intéressant.

Nous laissons absolument de côté pour le moment la question de la sensibilité cutanée, nous proposant d'en dire quelques mots un peu plus loin.

## IV

## Les réflexes tendineux dans la fièvre typhoïde.

Les résultats publiés jusqu'à ce jour sur l'état de la réflectivité spinale dans la dothiénentérie sont bien peu concordants.

Strümpell (1), en effet, dit avoir constaté l'exagération des réflexes tendineux chez les typhiques convalescents.

M. Petit-Clerc (2), au contraire, écrit ceci : « Nos recherches ne concordent pas avec celles de Strümpell..... Nous avons cherché les réflexes tendineux dans le cours de la fièvre typhoïde ; dans bien des cas nous avons trouvé l'existence normale du phénomène du genou, mais souvent il était plutôt diminué qu'augmenté. »

M. G. Ballet (3), après avoir rapporté les deux opinions précédentes, s'exprime ainsi : « Il est vraisemblable que les faits rapportés par les précédents auteurs sont exacts les uns et les autres, mais qu'ils se sont trouvés placés dans des conditions d'observation différentes. »

Relatant ensuite 17 observations de fièvre typhoïde qui lui ont offert des réflexes manifestement exagérés dans le

(1) *Loc. cit.*
(2) *Loc. cit.*
(3) *Loc. cit.*

plus grand nombre des cas, M. Ballet se range à l'opinion de Strümpell.

Nous nous bornerons ici à l'énoncé de ces diverses opinions, nous réservant d'en faire la critique, après avoir présenté quelques-unes de nos observations personnelles.

Qu'il nous soit permis d'exprimer publiquement nos remerciments aux différents Médecins des Hôpitaux, dans les services desquels nous avons puisé nos observations, pour la bienveillance avec laquelle ils ont favorisé nos recherches, et aux Internes de ces mêmes services pour l'amabilité avec laquelle ils se sont mis à notre disposition pour compléter nos observations par des indications souvent précieuses, sur la forme et la marche de la maladie.

Nous nous faisons aussi un devoir d'adresser nos remerciements à M. Hutinel qui, dans sa récente thèse d'agrégation a cité nos recherches encore inédites, et à notre ami Gilbert Ballet, qui a bien voulu nous guider dans notre travail et nous aider de ses conseils.

### Observation I (personnelle).

Adélaïde T..., 26 ans, ménagère, entrée le 6 Novembre 1882, hôpital Tenon, salle Couverchel, n° 10. Service de M. Tenneson.

20 novembre. Fièvre typhoïde légère ayant présenté une courbe qui a atteint 40° une fois seulement, le soir de l'entrée (29° jour de la maladie). Depuis, défervescence graduelle. La malade a 37° depuis 4 ou 5 jours.

Tous les réflexes du genou, du pied, du coude, du poignet sont *très forts*. La percussion sur les tendons des fléchisseurs des doigts produit non seulement le réflexe du poignet, mais encore celui du coude.

Epilepsie spinale marquée; on peut compter jusqu'à 20 à 25

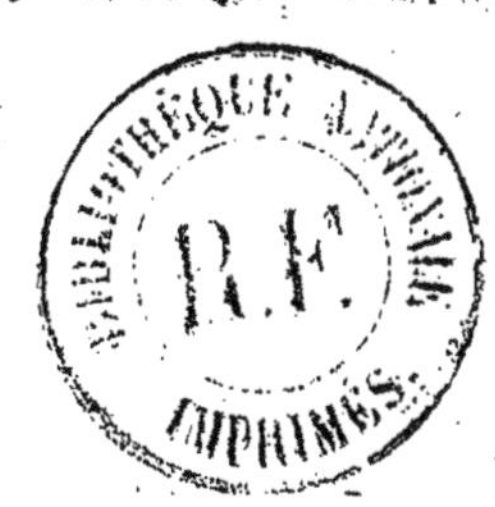

oscillations du pied droit. Le pied gauche en donne un peu moins (12 à 15). La flexion du gros orteil n'arrête pas les ressauts épileptoïdes non plus que le pincement de la peau du dos du pied.

### Observation II (personnelle).

Reg.... Louis, 16 ans, apprenti fumiste, entré le 20 novembre 1882, hôpital Beaujon, salle Beaujon, n° 16, service de M. Moutard-Martin.

Fièvre typhoïde légère. Entré le 8e jour, température 38°,4. Défervescence le 25 novembre, aujourd'hui 2 Décembre 36°,5.

| *Réflexes.* | Genou, | fort. |
|---|---|---|
| | Pied, | moyen, sur la limite de fort. |
| | Coude, | fort. |
| | Poignet, | fort dans les deux sens. |

La percussion des fléchisseurs des doigts détermine la flexion du coude.

Epilepsie spinale nette. Elle ne s'arrête ni par la flexion du gros orteil ni par le pincement de la peau du dos du pied.

### Observation III (personnelle).

Guillaume P..., 26 ans, journalier, entré le 7 novembre 1882 hôpital Beaujon, salle St-François, n° 2, service de M. Guyot.

12 Décembre 1882. Fièvre typhoïde, forme adynamique grave. Le malade entré le second jour avec 40° est resté pendant 25 jours entre 38° et 40°. Depuis 5 jours le thermomètre est à 37°.

Lorsqu'on percute le tendon rotulien on obtient un réflexe d'une moyenne amplitude, mais il se passe en outre un phénomène remarquable. Lorsque, après la percussion, le pied a décrit un certain arc qui nous a paru un peu plus petit que l'arc normal moyen, il se produit dans tout le membre inférieur un certain nombre de contractions épileptoïdes (5 ou 6), puis la jambe retombe suivant les lois de la pesanteur, quoique assez lentement cependant.

Le même phénomène se produit dans la percussion du tendon

d'Achille. En percutant à différents endroits du membre inférieur, nous nous sommes aperçu que la percussion d'un point quelconque du membre déterminait les contractions épileptiformes notées plus haut et cela à l'intensité près, les points les plus sensibles étant ceux où sont accessibles les tendons, puis les os et enfin les masses musculaires.

La percussion sur le tendon du triceps brachial détermine aussi un phénomène complexe, En dehors de l'extension du coude il se produit un double mouvement d'extension, puis de flexion des doigts.

Ce même phénomène d'extension puis de flexion des doigts est aussi produit par la percussion des tendons, des fléchisseurs au poignet.

Nous avons cherché chez ce sujet à provoquer l'épilepsie spinale par le redressement du pied, il nous a été impossible d'en déterminer, quelque soin que nous y ayons mis.

Observation IV (personnelle).

Gau... Léon, 22 ans, parquetteur, entré le 1er décembre 1882, salle St-Louis, n° 14, hôpital Beaujon, service de M. Millard.

2 Décembre. Le malade est en pleine période d'état d'une fièvre typhoïde qui paraît de moyenne intensité. T. 39°,6.

Examen des réflexes : genou, *à peine sensible*, pied *considérable*. La percussion du tendon rotulien détermine un réflexe du genou plus fort que ceux que nous avons essayé de déterminer tout à l'heure directement. Coude : faible; poignet, net dans les deux sens. La percussion des tendons, des fléchisseurs et des *extenseurs* des doigts détermine la flexion du coude. De même la percussion des *extenseurs* des orteils détermine la flexion du genou. Le point maximum de sensibilité tendineuse paraît chez ce malade s'être rapproché des extrémités.

Un peu d'épilepsie spinale.

### Observation V (personnelle).

Lav... Marguerite, âgée de 20 ans, blanchisseuse, entrée le 5 novembre 1882 à l'hôpital Beaujon, salle Ste-Claire, n° 19, service de M. Guyot.

Fièvre typhoïde de forme moyenne. Entrée le 4e jour de la maladie 40°. Pendant 9 jours la température se maintient entre 39° et 40°. Puis défervescence graduelle, 37° depuis 15 jours.

| *Réflexes.* | Genou, | un peu fort. |
|---|---|---|
| | Pied, | moyen. |
| | Coude, | moyen. |
| | Poignet, | moyen. |

La réflectivité spinale présente ceci de particulier qu'après le mouvement d'extension du membre il se produit un léger et passager état de contracture.

Epilepsie spinale nette, 12 à 15 ressauts.

### Observation VI (personnelle).

Bl... Arthémise, 16 ans, domestique, entrée le 12 Novembre 1882 à l'hôpital Beaujon, salle Ste-Paule, n° 5, service de M. Fernet.

11 Décembre 1882. Fièvre typhoïde moyenne. La malade est entrée le 6e jour 40°. Défervescence graduelle à partir du 1er Décembre. 37° depuis 8 jours.

| *Réflexes.* | genou, | fort. |
|---|---|---|
| | pied, | fort. |
| | coude, | fort. |
| | poignet, | fort. |

Epilepsie spinale très nette, 30 à 40 ressauts.

De ces observations, nous rapprocherons la suivante, que nous extrayons du travail déjà cité de M. Ballet.

OBSERVATION VII. (Ballet, Obs. I).

Schmidt (Marie), 24 ans, lingère, entrée le 26 janvier 1880 à la Salpêtrière, service de M. CHARCOT salle Saint-Jacques n° 5. Lors de son arrivée, la malade est au septième jour d'une fièvre typhoïde. Température élevée, diarrhée, râles pulmonaires; pas de taches lenticulaires rosées. Celles-ci n'apparaissent que deux jours après. La fièvre typhoïde suit son cours normal. Grande agitation et délire ataxique la nuit.

Le 6 février, en examinant la malade, nous sommes frappé de l'existence d'un tremblement particulier du menton, d'une sorte d'épilepsie spinale qui se produit quand on cherche à ouvrir la bouche, c'est-à-dire à abaisser le maxillaire inférieur et à tendre le masséter. La constatation de ce fait nous porte à examiner les réflexes tendineux. Nous observons alors ce qui suit.

*Réflexes tendineux.* — 1° Masséter : quand on abaisse légèrement le menton, il se produit dans les muscles élevateurs de la mâchoire un tremblement à petites oscillations, qui persiste tant que le menton est abaissé; il y a là un phénomène tout à fait analogue au clonus du pied, à cela près que les muscles tendus par le mouvement d'abaissement de la mâchoire sont les masséters, au lieu d'être les jumaux. 2° Coude : réflexes très marqués. 3° Poignet : réflexes à peine sensibles. 4° Genou : réflexe très prononcé avec double ressaut. 5° Pied : épilepsie spinale très nette

Les réflexes cutanés sont peut-être un peu exagérés, mais incomparablement moins que les tendineux. Les choses se maintiennent en l'état jusqu'au 25 février jour où la malade succombe aux progrès croissants de l'adynamie, après avoir présenté dans les derniers jours de l'affection, des abcès étendus du dos, des cuisses, du sacrum.

AUTOPSIE faite le 26 février. — Nous trouvons toutes les lésions classiques de la fièvre typhoïde; des ulcérations nombreuses de l'intestin grêle, le foie et la rate volumineux et ramollis, le cœur mou et pâle, les reins atteints de néphrite parenchymateuse. — La moelle, examinée à l'œil nu et par dissociation, ne nous offre rien de spécial.

Le cas dont il s'agit est remarquable, par l'exagération de la réflectivité spinale, survenue dès le premier jour de la maladie et persistant, avec quelque atténuation, il est vrai, jusqu'à la mort. Les tracés graphiques multiples que nous avons recueillis aux différentes périodes de la maladie, mettent bien en relief le fait.

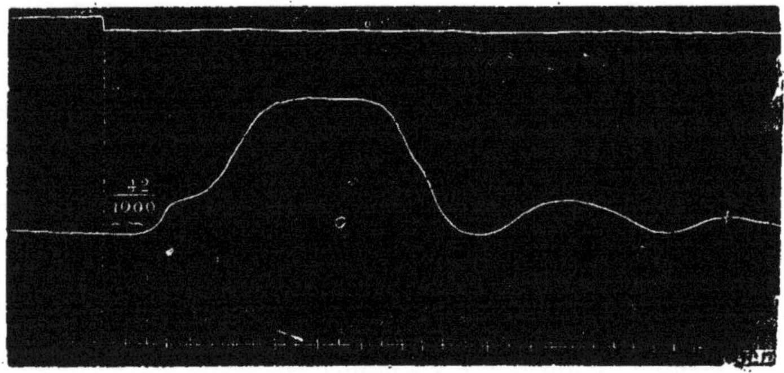


*Tracé 1.*

Sur le tracé I qui représente le réflexe du genou, on trouve, en effet, tous les caractères constitutifs de l'hyperexcitabilité spinale. *a*) Le temps perdu entre le moment de la percussion du tendon el la réaction musculaire, est ici de **42** millièmes de seconde seulement, au lieu d'être, comme à l'état normal, de 50 millièmes et au-dessus. *b*) La courbe de la contraction du muscle se fait remarquer par son amplitude, par la multiplicité de ses ondulations, par la longueur enfin, qui dénote une durée de la contraction de plus de deux tiers de seconde, alors, qu'à l'état normal, cette durée n'excède pas une demie ou même un tiers de seconde (Brissaud).

Le tracé II a été obtenu en appliquant le tambour du

myographe sur le triceps sural, pendant la manœuvre destinée à provoquer l'épilepsie spinale. Les ondulations tra-

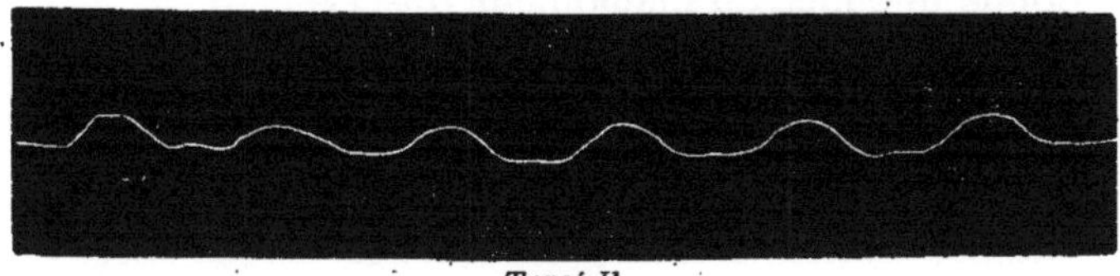

*Tracé II.*

duisent les multiples contractions du triceps, consécutives à la tension passive du tendon d'Achille.

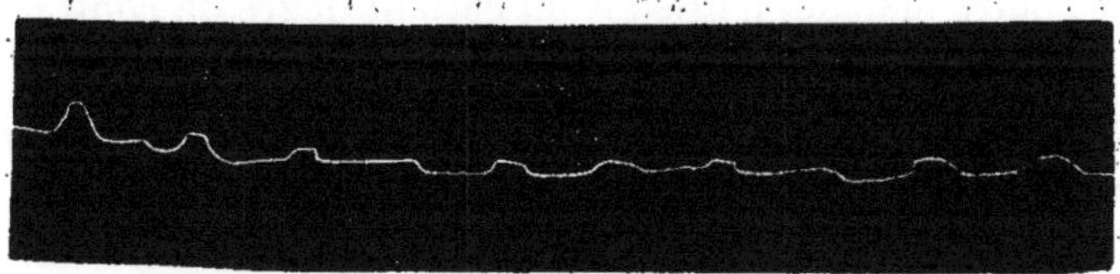

*Tracé III.*

Nous avons en outre représenté (tracé III), les contractions des muscles de la région externe de la jambe, provoquées par le raccourcissement actif du triceps, et, corrélatives, si l'on peut dire, des contractions de ce dernier muscle.

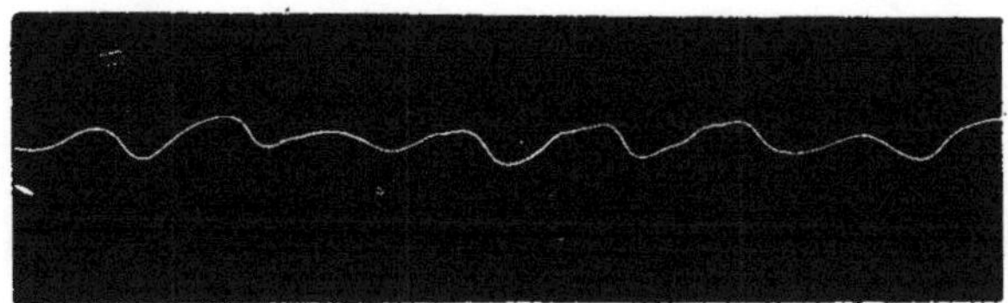

*Tracé IV.*

Enfin nous avons tenu à enregistrer les singulières contractions rhytmiques du masséter, et, malgré la difficulté qu'on rencontre lorsqu'on veut appliquer directement un tambour sur ce muscle, nous avons recueilli le tracé IV, qui donne une idée du phénomène observé.

Le réflexe tendineux massétérin, sorte de trépidation massétérine, si l'on peut dire, ne doit pas être un phénomène très rare ; cette trépidation, en effet, doit s'observer dans la plupart des cas de trismus, alors qu'il existe une contracture du masséter. Ce serait un fait à rechercher. Quoi qu'il en soit, nous n'hésitons pas à rapprocher cette trépidation de celle du pied et à la rattacher comme cette dernière, au phénomène du réflexe tendineux. En effet, chez notre malade, il existait un certain degré de contraction des mâchoires (contracture du masséter), et on sait que c'est dans des conditions analogues qu'on observe le clonus du pied (contractures des muscles de la jambe). D'autre part, c'est en abaissant la mâchoire, c'est-à-dire en exerçant une sorte de traction sur les tendons des muscles élévateurs, analogue à celle qu'on produit sur le tendon d'Achille, que nous voyons la trémulation se produire ; et cette trémulation, d'ailleurs, rappelait absolument par son caractère rhytmé, accusé par le tracé IV, celle qu'on provoque au niveau des muscles extenseurs du pied sur la jambe en relevant les orteils, dans les cas de contracture).

Il ne nous a pas été donné une seule fois d'observer un pareil phénomène, quoique nous l'ayons cherché sur tous nos malades, mais pendant la rédaction de notre travail, nous nous sommes rencontré avec M. de Molènes qui, à peu près dans le même moment, alors qu'il était interne de M. Mesnet, à l'hôpital Saint-Antoine, s'était, lui aussi, occupé de la question des réflexes tendineux dans la fièvre typhoïde. Il a été plus heureux que nous, au point de vue de la trémulation massétérine, et il a eu l'amabilité de nous prêter ses observations, dans lesquelles nous avons puisé largement. En voici quelques-unes, intéressantes à plus d'un titre.

Observation VIII. (De Molènes).

Feder..., Jean, 27 ans, peintre, entré le 24 octobre 1882 à l'hôpital Saint-Antoine, salle Bichat N° 4, service de M. Mesnet.

Fièvre typhoïde ataxo-adynamique datant de 15 jours.

31 obtobre. Les réflexes du genou et du coude semblent accrus.

Trépidation remarquable des muscles du mollet, = nombreux ressauts.

La fièvre suit son cours.

4 Novembre. Réflexes très accrus partout.

Epilepsie spinale manifeste.

Quand nous levons une jambe pour fléchir brusquement le pied, l'autre jambe se lève également et présente des trémulations multiples.

La bouche étant ouverte, ressauts des masséters. La mâchoire inférieure en se relevant présente un tremblement considérable.

8 novembre. — Amélioration notable et générale.

Réflexes toujours très marqués, mais le phénomène du pied n'existe plus, non plus que celui de la mâchoire.

Observation IX (De Molènes).

Maurice V..., 22 ans, employé, entré le 15 septembre 1882, à l'hôpital Saint-Antoine salle Bichat N° 4, service de M. Mesnet.

Fièvre typhoïde ataxo-adynamique.

16 Octobre. = Malade depuis 55 jours environ, Réflexes forts partout. Trépidation spinale prolongée (15 à 20 ressauts).

Lorsqu'on fait ouvrir la bouche au malade on observe la trépidation massétérine. Une fois grande ouverte, la bouche ne se ferme que difficilement.

Ces réflexes ont été observés deux jours avant la mort. La moelle n'a pas été examinée à l'autopsie.

### Observation X. (De Molènes).

Chrétien Mull..., 22 ans, entré le 26 décembre 1882 à l'hôpital Saint-Antoine, salle Bichat N° 29, service de M. Mesnet.

Fièvre typhoïde d'intensité moyenne, datant de 10 jours. P. 100, T. 39°,4.

Réflexes accrus surtout au genou.

Réflexes du poignet nets.

Légère épilepsie spinale.

Trépidation massétérine.

### Observation XI (De Molènes).

Louise Favr..., 21 ans, polisseuse, entrée le 3 Octobre 1882 à l'hôpital Saint-Antoine, salle Chomel N° 24, service de M. Mesnet.

Fièvre typhoïde légère datant de 5 jours.

La malade a eu, il y a 9 ans, une première attaque de chorée occupant tout le côté gauche et suivie de douleurs rhumatismales.

Seconde attaque il y a cinq ans, toujours limitée au côté gauche. La première attaque fut de beaucoup la plus longue et la plus rebelle.

Rien au cœur.

Il y a trois jours la malade s'est aperçue que son bras gauche recommençait à présenter des mouvements choréiques. Le membre inférieur en présente aussi, quoique de moindre intensité.

Actuellement les mouvements choréiques vont en s'accentuant dans la main gauche et s'exagèrent quand on les fait remarquer à la malade. Ils persistent la nuit.

La pression est douloureuse au niveau des nerfs du plexus brachial.

7 octobre. = Bronchite intense.

La chorée *augmente avec la fièvre*. Mouvements tout à fait incoordonnés des doigts. Les orteils présentent également des mouvements peu considérables, mais nets.

21 Octobre. La malade est en convalescence après une légère rechute.

Réflexes très manifestes au coude, au poignet, au genou.

Epilepsie spinale, 8 à 10 ressauts accentués en fléchissant violemment les pieds.

Malgré le siège unilatéral de la chorée, *les réflexes sont sensiblement égaux des deux côtés.*

31 octobre. *Fièvre typhoïde et chorée guéries.*

### Observation XII. (De Molènes).

Théodore B..., 26 ans, ébéniste, entré le 24 octobre 1882 à l'hôpital Saint-Antoine, salle Bichat, N° 39, service de M. Mesnet.

Fièvre typhoïde ataxo-adynamique datant de 7 jours.

3 novembre. Fièvre intense, soubresauts des tendons.

Pendant l'ouverture comme pendant la fermeture de la bouche, trémulation considérable des masséters.

Réflexes très accrus.

Lorsqu'on lève une jambe pour rechercher l'épilepsie spinale l'autre jambe se lève aussi et s'agite. (5 à 6 ressauts de chaque côté).

Mort le 5 novembre 1882. L'autopsie manque.

Certes voilà une série d'observations devant laquelle il est impossible de nier l'exagération du pouvoir excito-moteur de la moelle dans la fièvre typhoïde.

Les dothiénentéries qui en sont l'objet, offraient au surplus les conditions les plus diverses de forme, de gravité, d'intensité et de période du développement de la maladie.

Mais ces différentes observations nous présentent encore des particularités bien dignes de remarque ; je veux parler de désordres nombreux et variés dans le pouvoir excito-moteur de la moelle. Et en effet, la moelle est bien touchée dans tous ces cas, mais que ces différents individus sont loin de réagir les uns comme les autres, de présenter les mêmes désordres consécutifs ! Chez la plupart les désordres portent surtout sur les réflexes tendineux; c'est alors qu'on voit l'exagération des réflexes normaux, l'apparition de réflexes supplémentaires (réflexes du poignet, trépidation massétérine, épilepsie spinale) ; quelquefois le maximum de la réflectivité spinale paraît se limiter en des points bien circonscrits qui donnent un réflexe énorme à côté d'un autre réflexe rudimentaire. Chez d'autres, les désordre des réflexes tendineux sont peu considérables ou masqués par quelque autre phénomène qui prend tout de suite une importance capitale comme les mouvements épileptoïdes signalés dans l'observation III ou les contractures notées dans l'observation V. Chez d'autres enfin, par suite d'un état morbide antérieur, il s'est constitué une manière d'être de la moelle qui fait que, à l'excitation produite par le poison typhique elle répond par l'apparition d'une entité morbide, chorée, qui, apparue avec la dothiénentérie, grandit avec la fièvre, décroît avec elle et s'éteint à la convalescence.

Ce qui ressort en somme de ces observations c'est une exagération considérable du pouvoir excito-moteur de la moelle, mais est-ce à dire qu'il en est toujours ainsi, et que dans toutes les observations nous allons trouver des réflexes d'une amplitude considérable? Certainement non, et c'est là précisément la cause des divergences d'opinion qui se sont manifestées à ce propos. Il est des cas, et encore assez nombreux où les réflexes *paraissent* diminués. (Nous disons paraissent, on verra tout à l'heure pourquoi). Nous en donnons ici quelques observations.

### Observation XIII (personnelle).

R... Marie-Louise, domestique, âgée de 27 ans, entrée le 20 novembre 1882, hôpital Beaujon, salle Sainte-Paule N° 9, service de M. Fernet.

11 décembre 1882. Fièvre typhoïde datant de 23 jours. La température a oscillé entre 38° et 40° 2. Une seule fois 41°. Aujourd'hui 39°

| *Réflexes* | genou, | faible. |
|---|---|---|
| | pied, | faible. |
| | coude, | moyen. |
| | poignet, | moyen dans les deux sens. |

Epilepsie spinale très nette. On peut la provoquer par le chatouillement de la plante des pieds.

### Observation XIV (personnelle).

Pr.. Gérôme, maréchal ferrant. 49 ans. Entré le 1er décembre 1882, hôpital Beaujon, salle Saint-Louis N° 1, service de M. Millard.

2 décembre. Fièvre typhoïde datant de 7 jours, forme adynamique. T. 40°

| *Réflexes* | genou, | moyen. |
|---|---|---|
| | pied, | à peine sensible. |
| | coude, | moyen. |
| | poignet, | net dans le sens de la flexion. |

Epilepsie spinale nette (2 à 3 ressauts).

### Observation XV. (personnelle).

Mat... François, fumiste, 25 ans, entré le 5 décembre 1882, salle Saint-François N° 13, hôpital Beaujon, service de M. Guyot.

12 décembre 1882. Fièvre typhoïde adynamique datant de 16 jours. La température oscille entre 38°8 et 40°4. Aujourd'hui 38°

| *Réflexes* | genou, | à peine sensible. |
|---|---|---|
| | pied, | faible. |
| | coude, | fort. |
| | poignet, | faible et seulement dans le sens de l'extension. |

Epilepsie spinale nette surtout à droite.

Observation XVI (personnelle).

Cr... Catherine, domestique, 22 ans, entrée le 24 novembre 1882, à l'hôpital Beaujon, salle Sainte-Marthe, N° 7, service de M. Millard.

Fièvre typhoïde adynamique. Entrée le 8e jour 40°2. Abaissement graduel de la température jusqu'au 11e jour 38° 4, puis ascension graduelle jusqu'aujourd'hui, 19e jour, 40°

| *Réflexes* | genou, | faible. |
|---|---|---|
| | pied, | un peu fort. |
| | coude, | moyen |
| | poignet, | faible. |

Epilepsie spinale, 4 à 5 ressauts.

Voilà donc quelques observations (et nous aurions pu les multiplier davantage), qui ne donnent pas des résultats bien brillants au point de vue de l'exagération des réflexes. En présence des cas de ce genre nous comprenons très bien que des observateurs émérites, alors même qu'ils se seraient placés comme nous dans les conditions les plus favorables d'observation des réflexes, aient pu conclure à une diminution du pouvoir excito-moteur de la moelle, s'ils n'ont exploré que le réflexe patellaire, ce qui est par exemple le cas de M. Petit-Clerc. En effet, dans les *deux* observations de fièvre typhoïde rapportées par cet auteur (1), il n'est parlé que du réflexe du genou qui est aboli. De plus M. Petit-Clerc ne dit pas comment il a recherché ce réflexe et nous savons que la méthode par flexion de la jambe du malade sur le bras de l'observateur est insuffisante. En troisième lieu, le réflexe a été cherché pendant la période d'état de la fièvre (l'un de ses malades est au 14e jour et l'autre au 10e), période pendant laquelle il est extrêmement difficile d'obtenir une résolution complète des masses musculaires antagonistes.

On sait que la puissance excito-motrice de la moelle est directement en rapport avec le tonus musculaire, de sorte qu'à l'hyperexcitabilité de la moelle et à l'exagération des réflexes tendineux correspond une exagération de la tonicité musculaire. Cette exagération du tonus est-elle, dans la dothiénentérie, produite par l'influence du poison typhique on bien est-elle, l'accompagnateur obligé de l'appareil fébrile, c'est ce qu'il sera peut-être possible de savoir dans un temps assez prochain par l'emploi d'instruments capables d'apprécier le degré de la tonicité musculaire. On pourra peut-être utiliser à cet effet les différents microphones et en particulier celui de M. Boudet de Paris. Ce sera du reste un excellent moyen de contrôler nos observations sur les réflexes en ce sens qu'on ne sera alors gêné par aucun état particulier du sujet, et nous nous proposons de le mettre en œuvre.

Quoi qu'il en soit de cette exagération du tonus musculaire, nous avons la certitude morale de n'avoir jamais pu, pendant la période d'état de la fièvre typhoïde, obtenir la

(1) Petit-Clerc. — *Loc. cit.*; obs. XII et XIII, page 88.

résolution musculaire d'une manière complète, quels que soient les soins que nous ayons apportés à choisir les positions les plus favorables. Il est remarquable du reste que la résolution musculaire s'obtient bien mieux lorsque le malade est assis dans son lit ou couché, car alors dans ce cas au tonus musculaire ne viennent pas s'ajouter les efforts personnels du sujet pour garder cette situation d'équilibre et se garantir d'une chute, c'est ce qui fait que, dans presque tous les cas cités de diminution de réflexes, la diminution porte sur le réflexe du genou.

Pendant la convalescence, au contraire, on peut dire qu'il est rare de ne pas obtenir la résolution des muscles antagonistes. C'est là probablement l'effet de la cessation de cet état de stupeur cérébrale qui caractérise la dothiénentérie : le malade comprend mieux ce qu'on attend de lui, s'y prête de meilleure grâce et est plus apte à réaliser les conditions d'observation que l'on désire. Il n'est donc pas étonnant que Strümpell qui a observé les réflexes dans la convalescence les ait trouvés exagérés dans la plupart des cas, contrairement à l'opinion de Petit-Clerc qui les a trouvés diminués pendant la période d'état.

Si l'on s'en tenait au seul réflexe patellaire, il faudrait presque abonder dans le sens de Petit-Clerc, tout au moins pour ce qui regarde la période d'état de la dothiénentérie, mais que l'on remarque que, dans ces cas, à côté du réflexe du genou qui *paraît* diminué, il y a souvent celui du coude ou celui du pied qui est fort, et il y a *toujours* soit des réflexes supplémentaires au poignet, soit un certain degré d'épilepsie spinale. Si ce n'est pas là un signe de l'exagération du pouvoir excito-moteur de la moelle, où faudra-t-il donc en chercher ?

Il y a, il est vrai, quelques-unes de nos observations

dans lesquelles, avec des réflexes faibles ou moyens (et encore le terme de *moyens* correspond peut-être à une exagération) dans lesquelles, dis-je, ces réflexes moyens ou faibles ne sont accompagnés d'aucun réflexe supplémentaire ni d'aucune manifestation du phénomène du pied, mais ces observations se comptent par *deux* ou *trois* sur *cent*. Ce sont des exceptions. Du reste, nous devons faire remarquer que ces observations ont été prises un jour donné, et que nous n'avons pas suivi ni revu les malades; il pourrait se faire que les choses eussent changé depuis la veille ou qu'elles dussent changer le lendemain.

Dans deux cas, nous avons constaté l'absence complète de réflexes. Il nous a paru intéressant de contrôler l'opinion de M. Petit-Clerc, qui a toujours vu coïncider l'abolition des réflexes tendineux avec un degré considérable d'excitation mécanique du muscle. Nous n'avons pas trouvé que, dans ces deux cas, le myoïdème fût plus exagéré ni plus persistant que chez nos autres malades, chez lesquels nous l'avons provoqué; ce phénomène se montre plutôt en rapport avec le degré de fatigue musculaire, et l'exagération s'en voit le plus souvent dans les états adynamiques profonds, alors surtout qu'il existe des soubresauts continuels des tendons.

Toutes ces choses sont du reste consignées en leur lieu dans nos observations, ainsi que dans le tableau qui les accompagne.

### Observation XVII (personnelle).

**Lau..., Gaston, 19 ans, employé, entré le 2 octobre 1882, hôpital Saint-Antoine, salle Axenfeld N° 9, service de M. Dieulafoy.**

Fièvre typhoïde légère, entré le 6e jour. Défervescence graduelle le 20e jour, aujourd'hui 27 novembre 36°.

*Réflexes* genou, fort.
pied, moyen.
coude, moyen.
poignet, fort.

Légère épilepsie spinale.

Observation XVIII (personnelle).

Pau..., Théophile, 30 ans, messager, entré le 4 octocre 1882, Hôpital Saint-Antoine, salle Axenfeld N° 30, service de M. Dieulafoy.

Fièvre typhoïde légère, entré le 12e jour. T. 40°6. Actuellement, 27 novembre, 37° depuis 7 jours.

*Réflexes* genou, moyen, double ressaut.
pied, fort.
coude, faible.
poignet, net dans les deux sens.

Epilepsie spinale nette, surtout à gauche.

Observation XIX (personnelle).

Mor..., Ernest, 21 ans, mécanicien, entré le 7 novembre 1882, hôpital Tenon, salle Bichat N° 18, service de M. Tennesson.

20 novembre. Forme légère datant de 34 jours. Température comprise entre 39°,8 et 38°,2. Actuellement 36°,8 depuis 3 jours.

*Réflexes.* Genou, fort.
Pied, fort.
Coude, fort.
Poignet, fort dans les deux sens.

Epilepsie spinale très forte (30 oscillations au moins à droite, un peu moins à gauche). La flexion du gros orteil fait cesser l'épilepsie spinale, le pincement de la peau du dos du pied ne paraît pas avoir d'influence.

Le 8 décembre, le malade a mangé en cachette. Rechute, 40°,6, puis déferveseense à oscillation. Nous revoyons le malade le 23 décembre, 37° depuis trois jours.

Les réflexes sont toujours forts partout.

Epilepsie spinale 12 à 15 ressauts.

Observation XX (personnelle).

Gr....., Antoine, 21 ans menuisier, entré le 7 octobre 1882 à l'hôpital Tenon, salle Bichat n° 12, service de M. Tenneson.

Fièvre typhoïde moyenne. T. entre 40°,4 et 38°,2. Défervescence à oscillations. Le 39e jour 37°, ascension graduelle et le 42e jour la température est à 40°. Défervescence le 55e jour. Aujourd'hi 20 novembre, 61e jour, 37° depuis 6 jours.

*Réflexes.* Genou, fort.
Pied, fort.
Coude, moyen.
Poignet, fort. Les réflexes sont très marqués au poignet et en particulier sur l'extenseur commun des doigts et l'extenseur propre de l'index.

Pas d'épilepsie spinale.

Observation XXI (personnelle).

Mis...., Jules, 29 ans, ébéniste, entré le 5 octobre 1882, hôpital Tenon; salle Bichat n° 10. Service de M. Tenneson.

20 novembre. Fièvre typhoïde légère datant de 46 jours, la température a oscillé entre 38° et 40°,6. Defervescence à oscillation, actuellement 37° depuis 6 jours.

Le malade présente des abcès dans la région dorsale qui ne permettent pas de le faire lever.

Les réflexes du coude et du poignet sont forts.

Pas d'épilepsie spinale.

### Observations XXII (personnelle).

Gué...., Cyrille, 24 ans, peintre sur porcelaine, entré le 4 novembre 1882 à l'hôpital Tenon, salle Bichat n° 1. Service de M. Tenneson.

20 novembre. Fièvre typhoïde légère datant de 29 jours. La température est restée entre 37°,4 et 39°,8. 37° depuis 5 jours.

| *Réflexes.* | Genou, | un peu fort. |
|---|---|---|
| | Pied, | nul. |
| | Coude, | fort. |
| | Poignet, | faible. |

Légère épilepsie spinale.

Hyperesthésie cutanée notable, sensation du froid très exagérée

### Observation XXIII (personnelle).

Hajg...., Eugène, 21 ans, garçon épicier, entré le 30 septembre à l'hôpital Saint-Antoine, salle Axenfeld n° 10. Service de M. Dieulafoy.

Entré le 13e jour, T. 40°. Depuis, entre 37° et 40°. Rechute le 50e jour 40° de nouveau. Aujourd'hui 27 novembre 38°.

| *Réflexes.* | Genou, | fort. |
|---|---|---|
| | Pied, | fort. |
| | Coude | un peu fort. |
| | Poignet, | fort dans les deux sens. |

Epilepsie spinale très nette. On la provoque aussi par le chatouillement de la plante des pieds.

### Observation XXIV (personnelle).

Petr....., 22 ans ferreur forgeron, entré le 18 novembre 1882, hôpital Saint-Antoine, salle Axenfeld n° 31, service de M. Dieulafoy.

Fièvre typhoïde à forme adynamique datant de 17 jours. Le malade est entré le 8e jour 41°,2. Aujourd'hui 27 novembre 40°,4.

| *Réflexes.* | Genou, | faible. |
|---|---|---|
| | Pied, | à peine sensible. |
| | Coude, | moyen. |
| | Poignet, | nul. |

Légère épilepsie spinale.

### Observation XXV (personnelle).

Ver..., Nina, 35 ans, ménagère, entrée le 2 décembre, hôpital Beaujon, salle Sainte-Claire, n° 30, service de M. Guyot.

Entrée le 30e jour, T. 38°,5. Depuis entre 38° et 40°. Aujourd'hui, 9 décembre, 38°,5.

| *Réflexes.* | Genou, | faible. |
|---|---|---|
| | Pied, | faible. |
| | Coude, | moyen. |
| | Poignet. | fort. |

Epilepsie spinale très faible à droite, rien à gauche.

### Observation XXVI (personnelle).

God..., Raoul, 19 ans, tapissier, entré le 21 octobre à l'hôpital Saint-Antoine, salle Axenfeld, n° 6, service de M. Dieulafoy.

Fièvre typhoïde à forme adynamique. Entré le 8e jour, T. 40°. Défervescence le 25e jour. Actuellement, 27 novembre, 37° depuis quinze jours.

| *Réflexes.* | Genou, | fort. |
|---|---|---|
| | Pied, | fort. |
| | Coude, | fort. |
| | Poignet, | fort dans les deux sens. |

Légère épilepsie spinale. Le chatouillement de la plante des pieds produit également des mouvements épileptoïdes.

### Observation XXVII (personnelle).

Del..., Jean, 20 ans, maçon, entré le 28 septembre 1882 à l'hôpital St-Antoine, salle Axenfeld, lit n° 11, service de M. Dieulafoy. Fièvre typhoïde adynamique. Entré le 4e jour, T. 40°. La température oscille entre 37° et 40°. Aujourd'hui, 27 novembre, 37° depuis quinze jours.

| *Réflexes.* | Genou, | moyen. |
|---|---|---|
| | Pied, | nul. |
| | Coude, | fort. |
| | Poignet, | fort dans les deux sens. |

Pas d'épilepsie spinale.

### Observation XXVIII (personnelle).

Allig..., Joseph, 19 ans, ébéniste, entré le 21 octobre 1882, à l'hôpital Saint-Antoine, salle Axenfeld, n° 13, service de M. Dieulafoy.

Fièvre typhoïde à forme adynamique. Entré le 5e jour, T. 40°. La courbe se tient entre 38° et 40°. Aujourd'hui, 27 novembre, 37° depuis cinq jours.

| *Réflexes.* | Genou, | très fort. |
|---|---|---|
| | Pied, | fort. |
| | Coude, | moyen. |
| | Poignet, | fort, flexion du coude. |

Épilepsie spinale très nette. On la détermine aussi par le chatouillement.

### Observation XXIX (personnelle).

His..., Eugène, 20 ans, imprimeur, entré le 4 novembre 1882 à l'hôpital Tenon, salle Bichat, n° 2, service de M. Tennesson.

20 novembre. Fièvre typhoïde adynamique datant de ving-cinq

jours. La courbe est située entre 38°,4 et 40°,4. Actuellement 37° depuis trois jours.

*Réflexes.* Genou, moyen.
Pied, moyen.
Coude, faible.
Poignet, faible mais net et dans les deux sens.

Légère épilepsie spinale.

Un peu d'hyperesthésie.

Observation XXX (personnelle).

Lebr..., Jean, 28 ans, terrassier, entré le 28 novembre 1882 à l'hôpital Beaujon, salle Saint-François, n° 23, service de M. Guyot.

Malade depuis trois jours, au moment de l'entrée, 39°. La courbe se tient entre 38° et 40°. Aujourd'hui, 12 décembre, 37° depuis trois jours. Fièvre typhoïde à forme adynamique.

*Réflexes.* Genou, faible.
Pied, faible.
Coude, faible.
Poignet, nul.

Pas d'épilepsie spinale.

Sensibilité cutanée moyenne.

Ce malade, on le voit, ne présente absolument rien d'anormal au point de vue de la réflectivité spinale. C'est une de nos rares exceptions.

Observation XXXI (personnelle).

M..., Sylvain, 21 ans, maçon, entré le 24 octobre 1882 à l'hôpital Beaujon, salle Saint-François, n° 24, service de M. Guyot.

Fièvre typhoïde adynamique grave. Le malade est entré le 8e jour avec une température de 40°,2 et qui s'est soutenue entre 39° et 40°,4 pendant 18 jours, puis la courbe s'est terminée par de grandes oscillations qui ont duré un mois. Depuis 3 jours, le malade n'a plus que 37° (12 Décembre).

*Réflexes.* Genou, fort.
Pied, moyen.
Coude, moyen.
Poignet, faible.

Pas d'épilepsie spinale.

OBSERVATION XXXII (personnelle).

Jour...., Paul, 19 ans, employé, entré le 3 novembre 1882 à l'hôpital Beaujon, salle Saint-François, n° 28, service de M. GUYOT.

Fièvre typhoïde à forme adynamique grave, 12 décembre. Depuis deux jours, fin des grandes oscillations, 37°.

*Réflexes.* Genou, faible.
Pied, faible.
Coude, moyen.
Poignet, net dans les deux sens.

Epilepsie spinale (3 à 4 ressauts à gauche, rien à droite).

Légère hyperesthésie cutanée.

OBSERVATION XXXIII (personnelle).

Val...., Marie-Marguerite, 17 ans, domestique, entrée le 4 novembre 1882 à l'hôpital Beaujon, salle Sainte-Claire, n° 29, service de M. GUYOT.

Température 39°,5 à l'entrée. La courbe se tient entre 37°,8 et 40. Depuis 6 jours, 37°.

Fièvre typhoïde adynamique.

*Réflexes.* Genou, moyen.
Pied, fort.
Coude, moyen.
Poignet, très fort surtout dans le sens de la flexion.

Epilepsie spinale nette à gauche, rien à droite.

### Observation XXXIV (personnelle).

Lec...., Marie, 23 ans, domestique, entrée le 21 novembre 1882 à l'hôpital Beaujon, salle Sainte-Claire, n° 4, service de M. Guyot.

Fièvre typhoïde datant de 15 jours. La courbe est entre 39° et 40°. Aujourd'hui 9 décembre, 38°.

*Réflexes.* Genou, moyen.
Pied, nul.
Coude, moyen.
Poignet, moyen dans le sens de la flexion.

Pas d'épilepsie spinale.

### Observation XXXV (personnelle).

Len...., Jean, 19 ans, maçon, entré le 1er novembre 1882, salle Saint-Louis, n° 16, hôpital Beaujon, service de M. Millard.

Fièvre typhoïde bénigne datant de 8 jours. Température variant entre 38°,6 et 40°. Défervescence graduelle à partir du 22 novembre. Aujourd'hui 2 décembre, 38° depuis 6 jours.

*Réflexes.* Genou, fort.
Pied, fort.
Coude, fort.
Poignet, net dans les deux sens.

Légère épilepsie spinale.

### Observation XXXVI (personnelle).

Bugn..... Rosalie, 31 ans, domestique, entrée le 14 novembre 1882 à l'hôpital Beaujon, salle Sainte-Monique, n° 12, service de M. Moutard-Martin.

Entrée le 3e jour d'une fièvre typhoïde légère. La température n'a guère dépassé 30°,6. Aujourd'hui 30 novembre, 37°,4.

*Réflexes.* Genou, fort.
Pied, fort.
Coude, moyen.
Poignet, fort dans les deux sens.

Epilepsie spinale nette (12 à 15 ressauts).

OBSERVATION XXXVII (personnelle).

Sch...., Jean, employé, 25 ans, entré le 23 novembre 1882 à l'hôpital Beaujon, salle Saint-François, n° 9, service de M. GUYOT. Malade depuis 8 jours. Température 40°,6. Le 2 décembre grandes oscillations. Aujourd'hui, 11 décembre, 37° depuis 3 jours.

*Réflexes.* Genou, fort.
Pied, fort.
Coude, fort, mouvement de l'épaule.
Poignet, net dans les deux sens.

Epilepsie spinale (12 à 15 ressauts).

OBSERVATION XXXVIII (personnelle).

Bon...., Jean-Baptiste, 29 ans, épicier, entré le 23 novembre 1882 à l'hôpital Beaujon, salle Saint-François, n° 21, service de M. GUYOT.

Fièvre typhoïde légère, entré au 15e jour. Température 40°,4 grandes oscillations le 21e jour. Aujourd'hui 12 décembre, 37° depuis 4 jours.

*Réflexes.* Genou, fort.
Pied, fort.
Coude, fort.
Poignet, net dans les deux sens.

Epilepsie spinale nette, plus marquée à gauche.

OBSERVATION XXXIX (personnelle).

Ba..., Ferdinand, 14 ans, mécanicien, entré le 18 novembre

1882, à l'hôpital Saint-Antoine, salle Axenfeld, N° 33, service de M. DIEULAFOY.

Fièvre typhoïde légère datant de 3 jours. T. 39°2. Depuis, 37°8 jusqu'aujourd'hui 26 novembre.

| *Réflexes* | Genou, | faible. |
|---|---|---|
| | Pied, | nul. |
| | Coude, | faible. |
| | Poignet, | nul. |

Légère épilepsie spinale.

OBSERVATION XL (personnelle).

Ser..., Blanche, 26 ans, couturière, entrée le 25 novembre 1882 à l'hôpital Saint-Antoine, salle Nélaton N° 17, service de M. DIEULAFOY.

Malade depuis 7 jours T. 41°. Aujourd'hui, 29 novembre, 9e jour, 39°,6.

| *Réflexes* | Genou, | faible. |
|---|---|---|
| | Pied, | nul. |
| | Coude, | moyen. |
| | Poignet. | net surtout dans le sens de la flexion. |

Un peu d'épilepsie spinale.

OBSERVATION XLI (personnelle).

Rud..., Anastasie, 26 ans, ménagère, entrée le 17 novembre 1882, à l'hôpital Saint-Antoine, salle Nélaton N° 7, service de M. DIEULAFOY.

Fièvre typhoïde datant de deux jours. T. 40°. Depuis lors 38° usqu'aujourd'hui 27 novembre.

| *Réflexes* | Genou, | faible. |
|---|---|---|
| | Pied, | nul. |
| | Coude, | moyen. |
| | Poignet, | nul. |

Epilepsie spinale nette.

### Observation XLII (personnelle).

P..., Philomène, 26 ans, domestique, entrée le 4 décembre 1882, à l'hôpital Beaujon, salle Sainte-Paule N° 6, service de M. Fernet.

Fièvre typhoïde datant de 8 jours, 37° seulement. Le diagnostic paraît cependant bien certain ; épistaxis, céphalalgie, taches rosées, rate grosse, etc.

11 Décembre.

| *Réflexes.* | Genou, | faible. |
|---|---|---|
| | Pied, | faible. |
| | Coude, | faible. |
| | Poignet, | net dans les deux sens. |

Pas d'épilepsie spinale.

### Observation XLIII (personnelle).

Pell..., 24 ans, maçon, entré le 20 novembre 1882, à l'hôpital Beaujon, salle Saint-Jean N° 13, service de M. Fernet.

Fièvre typhoïde de moyenne intensité datant de 6 jours. T. 40° La température se soutient à 40° jusqu'aujourd'hui 11 décembre.

Réflexes paraissant abolis partout.

Pas d'épilepsie spinale.

Myoïdème de moyenne intensité persistant 3 à 4 secondes environ.

Sensibilité cutanée un peu obtuse.

### Observation XLIV (personnelle).

Lec..., Victorine, parfumeuse, entrée le 27 novembre 1882 à l'hôpital Beaujon, salle Sainte-Marthe, n° 2, service de M. Millard.

Fièvre typhoïde bénigne datant de huit jours, T. 39°,6. Aujourd'hui, 7 décembre, 15e jour, 38°.

*Réflexes.* Genou, faible.
Pied, nul.
Coude, faible.
Poignet, net quoique faible.

Pas d'épilepsie spinale.

Observation XLV (personnelle).

Hin.... Henri, 19 ans, teinturier, entré le 27 novembre 1882 à l'hôpital Beaujon, salle Saint-Louis, n° 17, service de M. Millard.

Fièvre typhoïde datant de six jours, T. 40°. Aujourd'hui, 2 décembre, 39°.

*Réflexes.* Genou, nul.
Pied, nul.
Coude, faible.
Poignet, nul.

Epilepsie spinale nette.

Observation XLVI (personnelle).

Fer..., Françoise, 22 ans, domestique, entrée le 29 novembre 1882 à l'hôpital Beaujon, salle Sainte-Paule, n° 7, service de M. Fernet.

Entrée le 14e jour, T. 38°. La courbe se tient entre 38° et 39°,6. Aujourd'hui, 11 décembre, 39°.

*Réflexes.* Genou, fort.
Pied, fort.
Coude, fort.
Poignet, fort dans les deux sens.

Epilepsie spinale nette, surtout à droite.

La percussion des tendons est douloureuse et détermine une sensation de frémissement dans tout le corps.

4

### Observation XLVII (personnelle).

Herm..., Anatole, 17 ans, journalier, entré le 15 novembre 1882 à l'hôpital Beaujon, salle Saint-François, 21 *bis*, service de M. Guyot.

Malade depuis cinq jours, 40°,2. Grandes oscillations le 13e jour. Aujourd'hui, 12 décembre, 37° depuis six jours.

| *Réflexes.* | Genou, | moyen. |
|---|---|---|
| | Pied, | moyen. |
| | Coude, | moyen. |
| | Poignet, | net surtout dans l'extension. |

Pas d'épilepsie spinale.

### Observation XLVIII (personnelle).

Laf..., Marceline, 40 ans, cuisinière, entrée le 9 novembre 1882 à l'hôpital Beaujon, salle Sainte-Paule, n° 14, service de M. Fernet.

Fièvre typhoïde d'intensité moyenne, datant de sept jours, T. 39°. La courbe se tient entre 38° et 40°. Aujourd'hui, 11 décembre, 37° depuis dix jours.

| *Réflexes.* | Genou, | moyen. |
|---|---|---|
| | Pied, | nul. |
| | Coude, | moyen. |
| | Poignet, | net dans le même sens. |

Pas d'épilepsie spinale.

### Observation XLIX (personnelle).

Bend..., Marcel, 17 ans, journalier, entré le 7 novembre 1882 à l'hôpital Beaujon, salle Saint-Louis, n° 1, service de M. Millard.

Fièvre typhoïde régulière datant de dix jours, 39°. Défervescence à oscillations le 17 novembre, Aujourd'hui, 2 décembre. 37° depuis cinq jours.

*Réflexes.* Genou, moyen.
Pied, moyen.
Coude, moyen.
Poignet, net dans les deux sens.

Epilepsie spinale nette.

OBSERVATION L (personnelle).

Mon..., Julien, 23 ans, fumiste, entré le 9 novembre 1882 à l'hôpital Beaujon, salle Trabuchi, n° 1, service de M. MOUTARD-MARTIN.

Entré le 12e jour d'une fièvre typhoïde bénigne. Etait convalescent d'une pneumonie. T. entre 37° et 38°. Depuis cinq jours, 36 ,6.

*Réflexe* . Genou, moyen.
Pied; moyen.
Coude, moyen.
Poignet, net et fort dans les deux sens (flexion du coude).

Epilepsie spinale nette.

OBSERVATION LI (personnelle).

Cour..., Théophile, maçon, âgé de 18 ans, entré le 6 novembre 1882 à l'hôpital Beaujon, salle Beaujon, n° 11, service de M. MOUTARD-MARTIN.

Fièvre typhoïde datant de quinze jours, T. 40°. La courbe se tient entre 38° et 40°. Déferyescence le 29 novembr Aujourd'hui, 2 décembre, 37°,2.

*Réflexes.* Genou, faible.
Pied, nul.
Coude, moyen.
Poignet, net dans les deux sens.

Epilepsie spinale légère.

### Observation LII (personnelle).

Dev...., Michel, 26 ans, employé, entré le 18 novembre 1882 à l'hôpital Beaujon, salle Saint-François, n° 27, service de M. Guyot.

Fièvre typhoïde bénigne datant de 4 jours. Température 40°,4. Défervescence graduelle, 37° depuis 7 jours, 12 décembre.

| *Réflexes.* | Genou, | nul. |
|---|---|---|
| | Pied, | faible. |
| | Coude, | moyen. |
| | Poignet, | net dans les deux sens. |

Epilepsie spinale (4 à 5 ressauts).

### Observation LIII (personnelle).

Decl..... Emile, 16 ans, boulonnier, entré le 28 octobre 1882 à l'hôpital Saint-Antoine, salle Axenfeld, n° 15, service de M. Dieulafoy.

La courbe de température est compsise entre 38° et 40°.

Fièvre typhoïde à forme ataxique.

| *Réflexes.* | Genou, | fort. |
|---|---|---|
| | Pied, | fort. |
| | Coude, | fort. |
| | Poignet, | net dans les deux sens. |

### Observation LIV (personnelle).

Carm..... Alfred, 29 ans, employé, entré le 2 décembre 1882 à l'hôpital Beaujon, salle Saint-Jean, n° 14, service de M. Fernet.

Fièvre typhoïde à forme ataxique, datant de 8 jours, 40°. La courbe reste entre 39° et 40°. Aujourd'hui, 5 décembre 38°,4.

| *Réflexes.* | Genou, | faible. |
|---|---|---|
| | Pied, | faible. |
| | Coude, | faible. |
| | Poignet, | net dans les deux sens. |

Pas d'épilepsie spinale.

Observation LV (personnelle).

Pau...., Marie, 24 ans, couturière, entrée le 30 octobre 1882 à 'hôpital Thenon, salle Couverchel, n° 15, service de M. Tenneson.

Fièvre typhoïde à forme ataxique, datant de 28 jours. Température 39°,6. Actuellement, 20 novembre 36°,8, depuis 5 jours.

| *Réflexes.* | Genou, | fort. |
|---|---|---|
| | Pied, | nul. |
| | Coude, | fort. |
| | Poignet, | fort, flexion du coude. |

Pas d'épilepsie spinale.

Observation LVI (personnelle).

Br...., Denis, 28 ans, garçon de salle, entré le 28 septembre 1882 à l'hôpital Beaujon, salle Beaujon, n° 10, service de M. Moutard-Martin.

Malade depuis 8 jours. Température 40°,5. Rémission le 18 octobre, 37° pendant 8 jours. Rechute le 27, 39°. Défervescence à oscillation le 18 novembre. Actuellement, 2 décembre, 37° depuis 12 jours.

Fièvre typhoïde à forme ataxique.

| *Réflexes.* | Genou, | moyen. |
|---|---|---|
| | Pied, | nul. |
| | Coude, | fort. |
| | Poignet, | fort dans les deux sens (flexion du coude). |

Epilepsie spinale nette.

Hyperestésie cutanée. Le pincement détermine une sensation de brûlure, le froid paraît mouillé.

Observation LVII (personnelle).

Henr...., Charles, 20 ans, menuisier, entré le 30 septembre 1882 à l'hôpital Beaujon, salle Beaujon, n° 17, service de M. Moutard-Martin.

Fièvre typhoïde à forme ataxique, datant de 2 jours. Température 39°,5. Le 11 octobre 41°. Depuis ce moment, la courbe est située entre 38° et 40°. Défervescence à oscillation. Depuis 17 jours 37°.

*Réflexes.* Genou. fort.
Pied, moyen.
Coude, fort.
Poignet, net dans les deux sens.

Epilepsie spinale nette.

OBSERVATION LVIII (personnelle).

Bertr...., Marie, 27 ans, domestique, entrée le 1er octobre 1882 à l'hôpital Beaujon, salle Sainte-Claire, n° 33, service de M. GUYOT.

Fièvre typhoïde à forme ordinaire, qui n'avait pas dépassé 39° et dont la malade était convalescente le 25 octobre. Rechute le 28, ataxie, 39°,9. Aujourd'hui, 9 décembre 37°,8.

*Réflexes.* Genou, moyen.
Pied, faible.
Coude, fort.
Poignet, net dans les deux sens.

Pas d'épilepsie spinale.

Sensibilité cutanée un peu obtuse.

OBSERVATION LIX (personnelle).

Her...., Eloïse, 20 ans, domestique, entrée le 11 novembre 1882 à l'hôpital Beaujon, salle Sainte-Claire, n° 32, service de M. GUYOT.

Entrée le 15e jour d'une fièvre typhoïde à forme ataxique 39°,3. Pendant 16 jours le thermomètre est entre 39° et 40°,5. Défervescence à oscillation, 37° depuis 8 jours.

*Réflexes.* Genou, moyen.
Pied, moyen.
Coude, moyen.
Poignet, net dans les deux sens.

Epilepsie spinale nette.

### Observation LX (personnelle).

Clem....., Marie, 25 ans, journalière, entrée le 7 novembre 1882 à l'hôpital Beaujon, salle Sainte-Claire n° 27, service de M. Guyot.

Fièvre typhoïde ataxique datant de 5 jours, T. 39°,9. Le thermomètre se maintient entre 38° et 40°. Déferverscence graduelle le 14 novembre. Aujourd'hui, 9 décembre 1882, 37° depuis 15 jours.

| *Réflexes.* | Genou, | fort. |
|---|---|---|
| | Pied, | fort. |
| | Coude, | fort. |
| | Poignet, | fort dans les deux sens. |

Epilepsie spinale très nette.

### Observation LXI (personnelle).

Col..., Lazarette, 31 ans, domestique, entrée le 5 novembre 1882 à l'hôpital Beaujon, salle Sainte-Claire n° 7, service de M. Guyot.

Entrée le 8e jour d'une fièvre typhoïde ataxique. La courbe se tient entre 39° et 40°,8. Défervescence à oscillations le 27 novembre. Depuis 12 jours 37°,4

| *Réflexes.* | Genou, | fort. |
|---|---|---|
| | Pied, | fort. |
| | Coude, | fort. |
| | Poignet, | nul. |

Epilepsie spinale nette.

### Observation LXII (personnelle).

Del..., Marie, 23 ans, domestique, entrée le 4 novembre 1882, salle Sainte-Claire n° 26, hôpital Beaujon, service de M. Guyot.

Fièvre typhoïde de moyenne intensité. Entrée le 3e jour 40°. Le thermomètre varie de 39° à 40°,4 jusqu'au 23 novembre, défervescence graduelle. Depuis 8 jours 36°,4.

*Réflexes.* Genou, fort.
Pied, moyen.
Coude, faible.
Poignet, net dans les deux sens.

Epilepsie spinale nette.

OBSERVATION LXIII (personnelle).

Dorl.... Marie, 32 ans, fourreuse, entrée le 4 novembre 1882 à l'hôpital Beaujeon, salle Sainte-Claire n° 39, service de M. GUYOT.

Fièvre typhoïde légère datant de 15 jours 40°,9. Défervescence graduelle le 22 novembre 37°, jusqu'au 2 décembre 38°. Aujourd'hui, décembre 37°.

*Réflexes.* Genou, fort.
Pied, fort.
Coude, moyen.
Poignet, net dans les deux sens.

Epilepsie spinale forte (12 à 15 ressauts).

OBSERVATION LXIV (personnelle).

Clai..., Marie, 18 ans, domestique, entrée le 31 octobre 1882 à l'hôpital Beaujon, salle Sainte-Claire n° 34, service de M. GUYOT.

Fièvre typhoïde de forme moyenne datant de 8 jours. T. 39°. La courbe se maintient entre 39° et 41° pendant 11 jours. Défervescence à oscillations, 37° depuis 20 jours ; 9 décembre.

*Réflexes.* Genou, moyen.
Pied, fort.
Coude, moyen.
Poignet, net du côté de la flexion.

Pas d'épilepsie spinale.

OBSERVATION LXV (personnelle).

Mer..., Marie, 27 ans, journalière, entrée le 11 novembre 1882 à hôpital Beaujon, salle Sainte-Paule n° 20, service de M. FERNET.

Fièvre typhoïde régulière datant de 20 jours à peu près. La courbe manque.

11 décembre :

| | | |
|---|---|---|
| *Réflexes* | Genou, | fort. |
| | Pied, | nul. |
| | Coude, | fort. |
| | Poignet, | fort. |

Epilepsie spinale nette (12 à 15 ressauts).

## Observation LXVI (personnelle).

Mich..., Césarine, 17 ans, domestique, entrée le 5 octobre 1882 à l'hôpital Beaujon, salle Sainte-Paule n° 16, service de M. Fernet.

17 décembre. Fièvre typhoïde à marche régulière et d'intensité moyenne.

| | | |
|---|---|---|
| *Réflexes.* | Genou, | fort. |
| | Pied, | fort. |
| | Coude, | fort. |
| | Poignet, | net dans les deux sens. |

Epilepsie spinale nette (25 à 30 oscillations).

On peut la provoquer aussi par le chatouillement de la plante du pied.

La percussion sur les tendons des fléchisseurs des doigts détermine d'abord la flexion, puis un mouvement d'extension.

Légère hyperesthésie cutanée.

## Observation LXVII (personnelle).

Wint..., Alphonsine, 16 ans, blanchisseuse, entrée le 7 octobre 1882 à l'hôpital Tenon, salle Couverchel n° 22, service de M. Tennesson.

Fièvre typhoïde légère d'une durée de 25 jours. Rechute le 26e jour, ascension graduelle de la température jusqu'à 40°6. Au 45e jour défervescence à oscillations. Actuellement, 55e jour, 37° à 38°.

*Réflexes.* Genou, moyen.
Pied, moyen.
Coude, fort.
Poignet, nul.

Epilepsie spinale très marquée (40 à 50 ressauts).

Observation LXVIII (personnelle).

And..., Charles, 23 ans, journalier, entré le 28 novembre 1882, à l'hôpital Beaujon, salle Saint-François n° 8, service de M. Guyot.

Entré le 5e jour d'une fièvre typhoïde légère 39°6. Actuellemen 12 décembre, grandes oscillations.

*Réflexes.* Genou, moyen.
Pied, moyen.
Coude, fort.
Poignet, fort dans les deux sens.

Epilepsie spinale faible (à gauche 2 ou 3 ressauts), rien à droite.

Observation LXIX (personnelle).

Bouch..., Lambert, 19 ans, employé, entré le 28 novembre 1882 à l'hôpital Beaujon, salle Saint-François n° 15, service de M. Guyot.

Malade depuis 15 jours, T. 40°. Fièvre typhoïde légère. Défervescence graduelle depuis 10 jours, aujourd'hui 12 décembre, 39°.

*Réflexes.* Genou, moyen.
Pied, moyen.
Coude, moyen.
Poignet, net dans les deux sens.

Epilepsie spinale nette (3 à 4 ressauts).

Observation LXX (personnelle).

Den..., Charles, 17 ans, tailleur de verre, entré le 11 novembre 1882 à l'hôpital Tenon, salle Bichat n° 7, service de M. Tennesson,

Fièvre typhoïde légère depuis 14 jours, T. 40°4. Le thermomètre oscille entre 38° et 39°. Aujourd'hui 20 novembre, 37°.

| *Réflexes.* | Genou, | moyen. |
|---|---|---|
| | Pied, | faible. |
| | Coude, | nul. |
| | Poignet, | nul. |

Pas d'épilepsie spinale.

Observation LXXI (personnelle).

Deb..., Bernard, 33 ans, chauffeur, entré le 20 novembre 1882 à l'hôpital Beaujon, salle Beaujon n° 9, service de M. Moutard-Martin.

Fièvre thyphoïde de moyenne intensité datant de 18 jours 37°5, 2 décembre 1882.

| *Réflexes.* | Genou, | faible. |
|---|---|---|
| | Pied, | moyen. |
| | Coude, | moyen. |
| | Poignet, | net dans les deux sens. |

Pas d'épilepsie spinale.

Observation LXXII (personnelle).

Dev..., Léon, 28 ans, homme d'équipe, entré le 21 octobre 1882, l'hôpital Saint-Antoine, salle Axenfeld, n° 18, service de M. Dieulafoy.

Entré le 10° jour d'une fièvre typhoïde adynamique. T. 40°. Hémorrhagies multiples. Aujourd'hui, 27 novembre, 38°.

| *Réflexes.* | Genou, | fort. |
|---|---|---|
| | Pied, | très fort. |
| | Coude, | moyen. |
| | Poignet, | moyen. |

Légère épilepsie spinale.

### Observation LXXIII (personnelle).

Helfr..., Adèle, 26 ans, couturière, entrée le 5 novembre 1882, à l'hôpital Tenon, salle Couverchel, n° 8, service de M. Tenneson.

20 novembre. Fièvre typhoïde adynamique, datant de 25 jours. Température oscillant entre 38°,4 et 40°,4.

| *Réflexes.* | Genou, | faible. |
|---|---|---|
| | Pied, | nul. |
| | Coude, | nul. |
| | Poignet, | nul. |

Epilepsie spinale très marquée. Tressaillements fibrillaires.

### Observation LXXIV (personnelle).

Von..., Léon, 32 ans, boulanger, entré le 21 novembre 1882, à l'hôpital Beaujon, salle Saint-François, n° 11, service de M. Guyot.

Fièvre typhoïde, datant de 15 jours, T. 40°. Courbe régulière, grandes oscillations depuis 8 jours, hier soir, 39°,4, ce matin, 36°, 12 décembre.

| *Réflexes.* | Genou, | fort. |
|---|---|---|
| | Pied, | moyen, |
| | Coude, | moyen, |
| | Poignet, | net dans les deux sens. |

Epilepsie spinale (4 à 5 ressauts).

### Observation LXXV (personnelle).

Ambr..., Françoise, 18 ans, couturière, entrée le 11 novembre 1882, à l'hôpital Beaujon, salle Sainte-Paule, n° 8, service de M. Fernet.

Entrée le 8e jour d'une fièvre typhoïde adynamique. T. 40°. La courbe se tient entre 39°,8 et 41°. Hémorrhagie intestinale, eschares. 11 décembre 1882.

| *Réflexes.* | Genou, | fort. |
|---|---|---|
| | Pied, | moyen. |
| | Coude, | moyen. |
| | Poignet, | moyen. |

Epilepsie spinale nette. Hyperesthésie assez grande. Percussion douloureuse des tendons, la malade, émotive, s'y refuse même.

## OBSERVATION LXXVI (personnelle).

Lebr..., Marie-Ange, 31 ans, employé, entré le 28 novembre 1882, à l'hôpital Beaujon, salle Saint-Louis, n° 15, service de M. MILLARD.

Fièvre typhoïde adynamique, datant de 10 jours, T. 39°. Défervescence graduelle. Aujourd'hui, 2 décembre, 37°.

| *Réflexes.* | Genou, | moyen. |
|---|---|---|
| | Pied, | nul. |
| | Coude. | faible. |
| | Poignet, | faible et seulement dans le sens de la flexion. |

Légère epilepsie spinale.

## OBSERVATION LXXVII (personnelle).

Sab..., Jules, 23 ans, talonnier, entré le 26 novembre 1882, à l'hôpital Beaujon, salle Saint-François, n° 17, service de M. GUYOT.

Entré le 1er jour d'une fièvre typhoïde adynamique. T. 40°, pendant 8 jours, le thermomètre est entre 38° et 40°. Aujourd'hui, 17e jour, 37° depuis 2 jours.

| *Réflexes.* | Genou, | moyen. |
|---|---|---|
| | Pied, | moyen. |
| | Coude, | moyen. |
| | Poignet, | net dans les deux sens. |

Epilepsie spinale, 3 à 4 ressauts.

### Observation LXXVIII (personnelle).

Peter... Marie, 31 ans, domestique, entrée le 27 novembre 1882, à l'hôpital Beaujon, salle Sainte-Claire N° 11, service de M. Guyot.

Fièvre typhoïde à forme ataxique, grave. Entrée le 7e jour, T. 40°. Déferveseence graduelle, aujourd'hui 9 décembre, 37°3.

| *Réflexes* | Genou, | fort. |
|---|---|---|
| | Pied, | faible. |
| | Coude, | moyen. |
| | Poignet, | moyen dans les deux sens. |

Quelques ressauts épileptoïdes très fins.

Obtusion de la sensibilité.

### Observation LXXIX (personnelle).

Pic... Eugénie, 18 ans, domestique, entrée le 2 novembre 1882, à l'hôpital Beaujon, salle Sainte-Monique N° 16, service de M. Moutard Martin.

La malade, entrée pour une affection rhumatismale est prise de fièvre typhoïde le 26 novembre. T. 40°. Aujourd'hui 30 novembre, 40°2.

| *Réflexes* | Genou, | moyen, double ressaut à gauche. |
|---|---|---|
| | Pied, | nul. |
| | Coude, | moyen. |
| | Poignet, | faible, à droite, et dans le sens de la flexion. |

Pas d'épilepsie spinale.

### Observation LXXX (personnelle).

God... Emile, 42 ans, ornemaniste, entré le 20 novembre 1882, à l'hôpital Beaujon, salle Trabuchi N° 3, service de M. Moutard Martin.

Fièvre typhoïde datant de 15 jours. T. 40°. Le thermomètre étai descendu entre 37°4 et 38°6. Aujourd'hui, 30 novembre, 40°.

*Réflexes* Genou, moyen.
Pied, nul.
Coude, moyen.
Poignet, net dans les deux sens.

Pas d'épilepsie spinale.

OBSERVATION LXXXI (personnelle).

Claus... Maria, 18 ans, couturière, entrée le 17 novembre 1882, à l'hôpital Beaujon, salle Sainte-Marthe N° 12, service de M. MILLARD.

Entrée le 3e jour d'une fièvre typhoïde à forme adynamique. T. 39°. S'est refroidie, apoplexie pulmonaire, aujourd'hui T. 38,21e jour.

Les Réflexes paraissent complètement nuls partout. — Pas d'épilepsie spinale. Pas de myoïdème perceptible. La malade est très grasse.

OBSERVATION LXXXII (personnelle).

Porq... Emile, 23 ans, journalier, entré le 10 octobre 1882, à l'hôpital Beaujon, salle Saint-Louis N° 3, service de M. MILLARD. Entré au 15e jour de la fièvre typhoïde. T. 40°4. Le 24 octobre 41°. Défervescence le 1er novembre. Le 5 novembre, otite, érysipèle du cuir chevelu. Rechute le 24 novembre, T. 40°. Aujourd'hui 2 décembre 39°.

*Réflexes* Genou, fort.
Pied, fort.
Coude, moyen.
Poignet, net dans les deux sens.

Pas d'épilepsie spinale.
Sensibilité un peu obtuse.

### Observation LXXXIII (personnelle).

Guer... Adeline, 31 ans, domestique, entrée le 7 novembre 1882, à l'hôpital Beaujon, salle Sainte-Marthe N° 15, service de M. Millard.

Fièvre typhoïde datant de 4 jours. Courbe normale, récidive le 23e jour. Actuellement 7 décembre grandes oscillations.

*Réflexes* Genou, moyen.
Pied, faible.
Coude, moyen.
Poignet, net dans les deux sens.

Epilepsie spinale marquée.

Sensibilité cutanée un peu exaltée.

### Observation LXXXIV (personnelle).

Hat..., Louise, 32 ans, journalière, entrée le 27 novembre 1882 à l'hôpital Beaujon, salle Sainte-Marthe, n° 4, service de M. Millard.

Fièvre typhoïde d'intensité moyenne, hémorrhagie intestinale.

Entrée le 21e jour, T. 39°,4. La courbe se tient entre 38° et 40°. Aujourd'hui, 7 décembre, 38°.

*Réflexes.* Genou, faible.
Pied, moyen.
Coude, moyen.
Poignet, net dans les deux sens, flexion du coude.

Légère épilepsie spinale (2 à 3 ressauts).

### Observation LXXXV (personnelle).

B.... Françoise, 25 ans, porteuse de pain, entrée le 25 octobre 1882 à l'hôpital Beaujon, salle Sainte-Marthe, n° 6, service de M. Millard.

Fausse couche le matin de l'entrée, à trois mois. Fièvre typhoïde au 2e jour, T. 40°,5. Courbe assez irrégulière. Abcès à la jambe droite. Pleurésie double le 42e jour de la fièvre typhoïde. Grandes oscillations le 44e jour. Actuellement, 37° depuis huit jours, 7 décembre.

*Réflexes.* Genou, moyen.
Pied, fort.
Coude, très fort.
Poignet, très fort (flexion du coude).

Epilepsie spinale forte.
Légère hyperesthésie cutanée.

### Observation LXXXVI (personnelle).

Verd..., Paul, 16 ans, garçon marchand de vins, entré le 3 novembre 1882 à l'hôpital Beaujon, salle Saint-Louis, n° 13, service de M. Millard.

Fièvre typhoïde adynamique datant de trois jours, T. 40°. Hémorrhagie intestinale, le 15 novembre. 2 décembre 1882, 37° depuis six jours.

*Réflexes.* Genou, fort.
Pied, fort.
Coude, moyen.
Poignet. net dans les deux sens.

Légère épilepsie spinale.
Un peu d'hyperesthésie.

### Observation LXXXVII (personnelle).

Gar..., Isabelle, 20 ans, domestique, entrée le 9 novembre 1882 à l'hôpital Beaujon, salle Sainte-Claire, n° 17, service de M. Guyot.

Entrée le 15e jour d'une fièvre typhoïde à forme adynamique, T. 40°. Le thermomètre oscille entre 38°,6 et 40°,4. Défervescence le 1er décembre, 37° jusqu'à aujourd'hui, 9 décembre.

*Réflexes.* Genou, moyen.
Pied, moyen.
Coude, moyen.
Poignet, net dans les deux sens

Légère épilepsie spinale.

Sensibilité cutanée presque complètement abolie aux membres supérieurs et au thorax, normale aux membres inférieurs. La malade dit être très nerveuse.

### Observation LXXXVIII (personnelle).

Geb..., Hortense, 23 ans, domestique, entrée le 24 octobre 1882 à l'hôpital Beaujon, salle Sainte-Claire, n° 25, service de M. Guyot.

Fièvre typhoïde à forme ataxique, datant de cinq jours, T. 40°,6. Défervescence à oscillations, le 8 novembre. Aujourd'hui, 9 décembre, 37° depuis dix jours.

| *Réflexes.* | Genou, | moyen, légère contracture. |
|---|---|---|
| | Pied, | moyen. |
| | Coude, | moyen. |
| | Poignet, | net dans les deux sens. |

Faible épilepsie spinale.

### Observation LXXXIX (personnelle).

Aud..... Sophie, 19 ans, domestique, entrée le 6 novembre 1882 à l'hôpital Beaujon, salle Sainte-Monique, n° 11, service de M. Moutard-Martin.

Fièvre typhoïde datant de 8 jours. Température 40°. La courbe varie entre 37° et 39°. Avait 37°,4 depuis 10 jours, aujourd'hui, 30 novembre, a mangé un peu, température 39°,8.

| *Réflexes.* | Genou, | moyen. |
|---|---|---|
| | Pied, | faible. |
| | Coude, | faible. |
| | Poignet, | nul. |

Epilepsie spinale considérable (30 à 40 ressauts).

On peut la provoquer par le chatouillement.

### Observation XC (personnelle).

Lav..... Guillaume, 15 ans, pâtissier, entré le 8 novembre 1882 à l'hôpital Beaujon, salle Saint-Jean, n° 31, service de M. Fernet.

Fièvre typhoïde légère. Entré le 5e jour. Température 39°,5. Aujourd'hui, 11 décembre, 37° depuis 17 jours.

| *Réflexes.* | Genou, | fort. |
|---|---|---|
| | Pied, | faible. |
| | Coude, | fort. |
| | Poignet, | fort (flexion du coude). |

Épilepsie spinale nette, à droite.

### Observation XCI (personnelle).

Gall..... Léon, 21 ans, charron, entré le 11 novembre 1882 à l'hôpital Beaujon, salle Saint-Jean, n° 19, service de M. Fernet.

Entré le 6e jour d'une fièvre typhoïde de moyenne intensité 39 . Le thermomètre reste entre 39° et 40°. Grandes oscillations le 20 novembre. Actuellement, 11 décembre, 37° depuis 9 jours.

| *Réflexes.* | Genou, | fort. |
|---|---|---|
| | Pied, | moyen. |
| | Coude, | nul. |
| | Poignet, | net dans les deux sens. |

Un peu d'épilepsie spinale.

### Observation XCII (personnelle).

Perr..., François, 19 ans, garçon de salle, entré le 11 novembre 1882 à l'hôpital Beaujon, salle Saint-Jean n° 16, service de M. Fernet.

Fièvre typhoïde depuis 8 jours, T. 39°5. Oscillations le 14e jour. 37° depuis une dizaine de jours. 11 décembre.

| *Réflexes.* | Genou, | fort. |
|---|---|---|
| | Pied, | nul. |
| | Coude, | moyen. |
| | Poignet, | fort, flexion du coude. |

Epilepsie spinale faible.

OBSERVATION XCIII (personnelle).

Ra..., Joseph, 24 ans, charpentier, entré le 6 novembre 1882 à l'hôpital Beaujon, salle Saint-Jean n° 11, service de M. FERNET.

Fièvre typhoïde bénigne. Entré le 15e jour, T. 39°3. Oscillations le 19e jour. Actuellement 11 décembre, 37° depuis 6 jours.

| *Réflexes.* | Genou, | fort. |
|---|---|---|
| | Pied, | moyen. |
| | Coude, | fort. |
| | Poignet, | fort, flexion du coude. |

Epilepsie spinale nette à droite, rien à gauche.

OBSERVAYION XCIV (personnelle).

Lefl..., Louis, 30 ans, menuisier, entré le 11 novembre 1882 à l'hôpital Beaujon, salle Saint-Jean n° 8, service de M. FERNET.

Entré le 7e jour d'une fièvre typhoïde de moyenne intensité, T. 39°4. La courbe s'est tenue entre 39° et 40°2. Actuellement 37° depuis 6 jours, 11 décembre.

| *Réflexes.* | Genou, | fort. |
|---|---|---|
| | Pied, | moyen. |
| | Coude, | moyen. |
| | Poignet, | net dans les deux sens. |

Epilepsie spinale nette.

OBSERVATION XCV (personnelle).

Ept..., Joseph, 18 ans, charpentier, entré le 15 novembre 1882, à l'hôpital Beaujon, salle Saint-Jean, n° 2, service de M. FERNET.

Fièvre typhoïde datant de 7 jours, 38°, le lendemain, 40°,5. Défervescence graduelle, aujourd'hui, 37°, depuis 8 jours.

*Réflexes.* Genou, fort.
Pied, fort.
Coude, moyen,
Poignet, fort, flexion du coude.

Epilepsie spinale très nette (12 à 15 ressauts).

### Observation XCVI (personnelle).

Desc..., Remy, 17 ans, garçon marchand de vins, entré le 17 novembre 1882, à l'hôpital Beaujon, salle Saint-Louis, service de M. Millard.

Le malade est entré le 6e jour de la fièvre typhoïde. T. 40°. Défervescence graduelle, aujourd'hui, 2 décembre 37°.

*Réflexes.* Genou, fort.
Pied, fort.
Coude, moyen.
Poignet, net dans les deux sens.

Légère épilepsie spinale.

### Observation XCVII (personnelle).

Hum..., Catherine, 26 ans, couturière, entrée le 16 novembre 1882, à l'hôpital Beaujon, salle Sainte-Monique, n° 5, service de M. Moutard-Martin.

Fièvre typhoïde, datant de 16 jours. T. 40°, depuis 6 jours, 37°,5.

*Réflexes.* Genou, fort.
Pied, faible.
Coude, fort.
Poignet, moyen dans les deux sens.

Epilepsie spinale faible. On la provoque aussi par le chatouillement.

### Observation XCVIII (personnelle).

Wittav..., Cécile, 25 ans, couturière, entrée le 14 novembre 1882 à l'hôpital Beaujon, salle Sainte-Claire n° 8, service de M. Guyot.

Fièvre typhoïde datant de 12 jours, T. 40°. Défervescence graduelle, 37° depuis 14 jours.

| *Réflexes.* | Genou, | fort. |
|---|---|---|
| | Pied, | nul. |
| | Coude, | fort. |
| | Poignet, | fort dans les deux sens. |

Epilepsie spinale nette.
Soubresauts des tendons.

### Observation XCIX (personnelle).

Tess..., Antoine, 14 ans, apprenti fumiste, entré le 1er novembre 1882 à l'hôpital Beaujon, salle Trabuchi n° 2, service de M. Moutard-Martin.

Fièvre typhoïde au 2e jour, T. 40°6. La courbe court entre 38° et 40°. Défervescence graduelle le 16 novembre. Aujourd'hui 30 novembre, 36°8 depuis 6 jours.

| *Réflexes.* | Genou, | moyen. |
|---|---|---|
| | Pied, | fort. |
| | Coude, | moyen. |
| | Poignet, | moyen dans les deux sens. |

Pas d'épilepsie spinale.

### Observation C (personnelle).

Coh..... Pierre, 23 ans, employé, entré le 23 octobre 1882 à l'hôpital Beaujon, salle Beaujon, n° 13, service de M. Moutard-Martin.

Fièvre typhoïde datant de 4 jours. Température 40°,5. La courbe est située entre 39°,6 et 40°. Défervescence à oscillations le 4 novembre. Le 20, 37° jusqu'au 29. Depuis ce jour, 38° jusqu'aujourd'hui, 2 décembre.

| *Réflexes.* | Genou, | fort. |
|---|---|---|
| | Pied, | fort. |
| | Coude, | moyen. |
| | Poignet, | moyen dans les deux sens. |

Epilepsie spinale nette.

Trémulation musculaire continuelle.

# TABLEAU DES RÉFLEXES TENDINEUX DANS LA FIÈVRE TYPHOIDE

| Nos des Observations. | 1 | 2 | 3 | 4 | 5 | 6 | 7 | 8 | 9 | 10 | 11 | 12 | 13 | 14 | 15 | 16 | 17 | 18 | 19 | 20 | 21 | 22 | 23 | 24 | 25 | 26 | 27 | 28 | 29 | 30 | 31 | 32 | 33 | 34 | 35 | 36 | 37 | 38 | 39 | 40 | 41 | 42 | 43 | 44 | 45 | 46 | 47 | 48 | 49 | 50 |
|---|---|---|---|---|---|---|---|---|---|---|---|---|---|---|---|---|---|---|---|---|---|---|---|---|---|---|---|---|---|---|---|---|---|---|---|---|---|---|---|---|---|---|---|---|---|---|---|---|---|---|
| Réflexes normaux: faibles | | | | | | | | | | | | | \| | | \| | \| | | | | | | | | \| | \| | | | | | \| | | | | | | | | | \| | \| | \| | \| | | \| | \| | | | | | |
| Réflexes normaux: moyens | | | \| | \| | | | | | | | | | | \| | | | | | | | | | | | | | \| | | \| | | | \| | | \| | | | | | | | | | | | | | \| | \| | \| | \| |
| Réflexes normaux: forts | \| | \| | | | \| | \| | \| | \| | \| | \| | \| | \| | | | | | \| | \| | \| | \| | | \| | \| | | | \| | | \| | | | \| | | \| | | \| | \| | \| | \| | | | | | | | | \| | | | | |
| Réflexes du poignet (1). | + | + | + | + | + | + | + M | ? M | ? M | \| M | \| | ? M | + | + | — | + | + | + | + | + | + | + | + | | + | + | + | + | + | | + | + | + | \| | + | + | + | + | | \| | | + | | + | | + | + | + | + | + |
| Epilepsie spinale | \| | \| | \| | \| | \| | \| | \| | \| | \| | \| | \| | \| | \| | \| | \| | \| | \| | \| | \| | | | \| | \| | \| | \| | \| | | \| | \| | | | \| | \| | | \| | \| | \| | \| | \| | \| | \| | | | | \| | \| | | | \| | \| |
| Sensibil. cutanée: obtuse | | | | | | | | | | | | | | | | \| | | | | | | | | | | | | | | | | | | | | | | | | | | | \| | | | | | | | |
| Sensibil. cutanée: exaltée | | | | | | \| | \| | | | | | | | \| | | | | | | | | \| | \| | | | | | | \| | | | | | | | | | | | | | | | | | | | | | |

| Nos des Observations | 51 | 52 | 53 | 54 | 55 | 56 | 57 | 58 | 59 | 60 | 61 | 62 | 63 | 64 | 65 | 66 | 67 | 68 | 69 | 70 | 71 | 72 | 73 | 74 | 75 | 76 | 77 | 78 | 79 | 80 | 81 | 82 | 83 | 84 | 85 | 86 | 87 | 88 | 89 | 90 | 91 | 92 | 93 | 94 | 95 | 96 | 97 | 98 | 99 | 100 | Totaux |
|---|---|---|---|---|---|---|---|---|---|---|---|---|---|---|---|---|---|---|---|---|---|---|---|---|---|---|---|---|---|---|---|---|---|---|---|---|---|---|---|---|---|---|---|---|---|---|---|---|---|---|---|
| Réflexes normaux: faibles | \| | \| | | \| | | | | | | | | | | | | | | | | | | | \| | | | \| | | | | | | | | | | | | | | | | | | | | | | | | | 17 |
| Réflexes normaux: moyens | | | | | | | | \| | \| | | | | | | | | \| | | \| | \| | \| | | | | | | \| | | \| | \| | | | \| | \| | | | \| | \| | \| | | | | | | | | | | | | 25 |
| Réflexes normaux: forts | | | \| | | \| | \| | \| | | | \| | \| | \| | \| | \| | \| | \| | | \| | | | | | | \| | \| | | | \| | | | | \| | | | \| | \| | | | | \| | \| | \| | \| | \| | \| | \| | \| | \| | \| | \| | 58 |
| Réf. du poignet (1) | + | + | + | + | + | + | + | + | + | + | | + | \| | \| | + | + | | + | + | | + | + | | + | + | \| | + | + | \| | + | | + | + | + | + | + | + | + | | + | + | + | + | + | + | + | + | + | + | + | 85 |
| Epilepsie spinale | | \| | | | | \| | \| | | \| | \| | \| | \| | \| | | \| | \| | \| | \| | \| | | | | \| | \| | \| | \| | \| | \| | | | | | \| | \| | \| | \| | \| | \| | \| | \| | \| | \| | \| | \| | \| | \| | \| | \| | | \| | 77 |
| Sensibil. cutané: obtuse | | | \| | | | | | \| | | | | | | | | | | | | | | | | | \| | | \| | | | | \| | | | | | \| | | | | | | | | | | | | | 9 |
| Sensibil. cutané: exaltée | | | | | | | | | | | \| | | | | \| | | | | | | | | | \| | | | | | | | | \| | \| | | | | | | | | | | | | | | | | | 11 |

(1) Les réflexes du poignet se produisant seulement dans la flexion sont notés par le signe ( | ) seulement, dans l'extension par le signe (—) dans les deux sens par le signe (+). M désigne la trémulation masséterine.

## V

### Sensibilité générale.

Quoique l'arc des réflexes cutanés ne soit pas le même que celui des réflexes tendineux, nous avions pensé à l'origine de notre travail, qu'il y aurait peut-être quelque chose à tirer des variations de la sensibilité générale, et nous avons exploré la peau par le pincement, le chatouillement, le contact d'objets froids.

Nous avons rencontré des variations qui, quoique assez considérables, ne peuvent pas s'affirmer et s'imposer comme celles des réflexes tendineux.

Sur nos cent observations, nous notons une seule fois l'anesthésie complète et sans que cette observation ait beaucoup de valeur, le sujet étant une jeune fille avec des antécédents nerveux; huit autres observations nous ont fourni un état obtus de la sensibilité cutanée.

Dans 80 cas la sensibilité était moyenne. On voit que c'est là une très grande majorité.

Restent 11 cas dans lesquels nous avons trouvé de l'hyperesthésie. C'est une proportion assez considérable pour qu'on puisse dire avec Griesinger que l'on rencontre plutôt de l'exaltation que de la diminution de la sensibilité cutanée.

Il peut arriver aussi que l'on rencontre de la perversion de la sensibilité (Obs. LVI.)

# CONCLUSIONS

Lorsqu'on jette un coup d'œil rétrospectif sur les observations que nous venons de relater, on voit clairement qu'il est impossible de nier l'état d'hyperexcitabilité de la moelle dans la très grande majorité des cas de fièvre typhoïde. En effet, si on analyse les tableaux ci-contre, on voit que, sur 100 observations, les réflexes tendineux sont forts 58 fois, moyens 25 fois et faibles 17 fois. De plus on constate la présence de réflexes du poignet 85 fois et l'épilepsie spinale se montre 77 fois sur 100 observations. La trépidation massétérine existe 5 fois. Mais ce qu'il y a de plus remarquable c'est que dans tous les cas, sauf 2 ou 3, les signes de l'hyperexcitabilité médullaire sont manifestes, qu'elle se traduise séparément par des réflexes forts, par des réflexes supplémentaires, par de l'épilepsie spinale, ou par ces trois signes agminés.

On pourrait vouloir se demander sous quelle influence a lieu cet état d'hyperexcitabilité. Il est facile de voir que les causes peuvent en être multiples.

On pourrait invoquer en effet : 1° l'action directe du poison typhique sur la moelle, y déterminant soit des lésions peu profondes, soit un mode particulier de réaction ; 2° des désordres peuvent encore être apportés aux fonctions motrices de la moelle par la longue durée d'un appareil fébrile intense comme celui de la dothiénentérie ; 3° on peut encore penser que l'exaltation du pouvoir excito-moteur de la moelle est sous la dépendance de l'anémie, qui est la suite inévitable de la fièvre typhoïde; 4° l'altération du sang dans la dothiénentérie est assez considérable pour expliquer les désordres rencontrés dans les fonctions excito-motrices de la moelle.

Dans l'état actuel de nos connaissances, il est impossible de dégager laquelle de ces hypothèses a le plus de chances de représenter la vérité. Ce ne sera que lorsque des travaux ultérieurs sur les réflexes tendineux dans l'anémie, dans la fièvre, dans différents états du sang, etc., auront été entrepris, que l'on pourra émettre une opinion quelque peu fondée.

Il n'en reste pas moins établi que dans la fièvre typhoïde la moelle épinière est touchée, sinon anatomiquement, du moins fonctionnellement.

# TABLE

Introduction. . . . . . . . . . . . . . . . . . . . 1

I. Historique. . . . . . . . . . . . . . . . . . . 3

II. Considérations cliniques et anatomo-pathologiques sur l'état de la moëlle dans la fièvre typhoïde. . . . . 6

III. Étude des réflexes tendineux. . . . . . . . . . 11

IV, Les réflexes tendineux dans la fièvre typhoïde . . . 16

V. Sensibiiité générale. . . . . . . . . . . . . . . 70

Conclusion. . . . . . . . . . . . . . . . . 71



PARIS. — IMP. V. GOUPY ET JOURDAN, 71, RUE DE RENNES.

# PUBLICATIONS
DU
# PROGRÈS MÉDICAL
6, rue des Écoles, 6.

## LE PROGRÈS MÉDICAL
JOURNAL DE MÉDECINE, DE CHIRURGIE ET DE PHARMACIE.
Rédacteur en chef : **BOURNEVILLE.**

Paraissant le samedi par cahier de 24 ou 32 p. in-4° compacte sur 2 colonnes.
Un an, 20 fr. — 6 mois, 10 fr.
Pour les étudiants en médecine, un an, 12 fr.
*Les Bureaux du* **Progrès médical** *sont ouverts de midi à cinq heures.*

LE PROGRÈS MEDICAL : Tome I (1873), épuisé.— Tome II (1874), épuisé.— Tome III (1875), vol. in-4 de 800 pages avec 50 figures, prix : 16 fr. — Tome IV (1776), vol. in-4 de 960 pages avec 84 fig., prix : 16 fr. — Tome V (1877). vol. in-4 de 1000 pages avec 95 fig., prix : 20 fr. — Tome VI (1878), vol. in-4 de 1020 pages avec 103 fig., prix : 20 fr. — Tome VII (1879), vol. in-4 de 1064 pages avec 124 fig., prix : 20 fr. — Tome VIII (1880), vol. in-4 de 1086 pages avec 88 fig., prix : 20 fr. — Tome IX (1881), vol. in-8 de 1071 pages avec 72 fig., prix : 20 fr. — Pour nos abonnés. — Prix : 12 fr. chaque année.

AIGRE (D.) **Étude clinique sur la métalloscopie et la métallothérapie externe dans l'anesthésie.** Un vol. de 86 pages. — Prix : 2 fr. 50. — Pour nos abonnés . . . . . . . . . . . . . . . . . . . . . . . 1 fr. 75.

AIGRE. *Voir* Brodie.

**ANNÉE MÉDICALE (L')**, résumé des progrès réalisés dans les sciences médicales pendant l'année, publiée sous la direction du Dr Bourneville, avec la collaboration de MM. Aigre, Auvard, G. Ballet, A. Blondeau, E. Brissaud, P. Budin, R. Calmettes, J. Cornillon, L. Cruet, H. Duret, Ch. Féré, Gilles de la Tourette, A. Josias, Laffont, Malherbe, Maunoury, Poncet (de Cluny), Poirier, F. Raymond, P. Regnard, A. Sevestre, E. Teinturier, R. Vigouroux, collaborateurs du *Progrès médical.* Paraît tous les ans, pendant le courant du mois d'avril, analysant les progrès réalisés au point de vue médical pendant l'année précédente. Quatre volumes sont en vente. Un volume in-18 Charpentier. Première et deuxième années (1878, 1879). — Prix : 3 fr. 50 chaque volume. — Pour nos abonnés; par la poste, 3 fr.; dans nos Bureaux, 2 fr. 50. — Troisième et quatrième années (1880, 1881). — Prix : 4 fr. chaque volume. — Pour nos abonnés, par la poste, 3 fr. 50; dans nos bureaux . . . . . . . . . . . . . . . . . . . . . . . . . 3 fr.

**ARCHIVES DE NEUROLOGIE,** Revue des maladies nerveuses et mentales, paraissant tous les deux mois sous la direction de J. M. Charcot, par MM. Amidon, Ballet, Bernard, Bitot (P.), Blaise, Blanchard, Bouchereau, Briand, Brissaud (E.), Brouardel (P.), Bonnaire, Charpentier, Cotard, Debove (M.), Delasiauve, Dreyfous, Duret, Duval (Mathias), Erlisky, Féré (Ch.), Ferrier, Gilles de la Tourette, Gilbert, Gombault, Grasset, Hervé, Huchard, Joffroy (A.), Kéraval, Landouzy, Magnan, Marie, Maygrier, Mayor, Musgrave-Clay, Mierzejewski, Neumann, Pignol, Pierret, Pitres, Raymond, Regnard (P.), Rouget, Richer, G.), Séguin (E.G.), Straus, Talamon, Teinturier (E.), Thulié (H.), Troisier (E.), Vigouroux (R.), Voisin (J.), Wuillamier. — Rédacteur en chef : Bourneville ; — Secrétaire de la rédaction : CH. FÉRÉ. — Chaque fascicule se compose de huit à neuf feuilles in-8° carré, et de plusieurs planches chromo-lithographiées. — Abonnement pour un an : PARIS : 20 fr. — FRANCE et ALGÉRIE : 22 fr. — UNION POSTALE : 23 fr. — OUTRE-MER (en dehors de l'union postale) : 25 fr. — Les numéros séparés : 4 fr. 50. — Les abonnements sont reçus aux Bureaux du *Progrès Médical*, 6, rue des Ecoles, à Paris, et dans tous les Bureaux de poste de France, de Belgique, de Suisse, de Hollande et d'Algérie, sans autres frais que le prix de l'abonnement indiqué ci-dessus. Pour les autres pays, prière d'envoyer un mandat-poste avec l'ordre d'abonnement.

AVEZOU (J.-C.) **De quelques phénomènes consécutifs aux contusions des troncs nerveux du bras et à des lésions diverses des branches nerveuses digitales. Étude clinique avec quelques considérations sur la distribution anatomique des nerfs collatéraux des doigts.** Un vol. in-8 de 144 pages. — Prix : 3 fr. 50. — Pour nos abonnés. 2 fr. 50.

BALLET (G.). **Contribution à l'étude des réflexes tendineux.** Note sur l'état de la réflectivité spinale dans la fièvre typhoïde. Brochure in-8° de 16 pages. — Prix : 75 c. — Pour nos abonnés . . . . . . . . 50 c.

BALLET (G.). — **Recherches anatomiques et cliniques sur le faisceau sensitif et les troubles de la sensibilité dans les lésions du cerveau.** Vol. in-8° de 197 pages, avec 10 figures dans le texte. Paris 1881. Prix : 3 fr. 50. — Pour nos abonnés . . . . . . . . . . . . 2 fr. 50

BALZER (F.) **Contribution à l'étude de la Broncho-Pneumonie.** Vol. de 84 pages, orné d'une planche en chromo-lithographie. — Prix : 2 fr. 50. — Pour nos abonnés . . . . . . . . . . . . . . . . . . . . . . . . 1 fr. 75.

BARATOUX. *Voir* MIOT.

BÉHIER. **De la pellagre sporadique.** Leçons faites à l'Hôtel-Dieu les 14 et 18 juillet 1873, recueillies par MM. Liouville et Straus. Brochure in-8 de 24 pages. — Prix : 75 c. — Pour nos abonnés . . . . . . . . . 50 c.

BÉHIER. **Étude de quelques points de l'urémie.** (Clinique, théories, expériences.) Leçons faites à l'Hôtel-Dieu les 12 et 14 mars 1873, recueillies par MM. Liouville et Straus. Brochure in-8° de 25 pages. — Prix : 75 c. — Pour nos abonnés . . . . . . . . . . . . . . . . . . . . . . . 50 c.

BESSON (I.). **Dystocie spéciale dans les accouchements multiples.** Volume in-8° de 92 pages. — Prix : 2 fr. — Pour nos abonnés. 1 fr. 25.

BÉTOUS. **Étude sur le tabes dorsal spasmodique.** Brochure in-8° de 46 pages. — Prix : 1 fr. 50. — Pour nos abonnés . . . . . . . . 1 fr.

BEURMANN (DE). *Voir* VIDAL.

BITOT. **Essai de stasimétrie ou de mesure de la consistance des corps organiques mous.** (Etude de la consistance du corps vitré.) Brochure in-8° de 21 pages, avec 8 figures dans le texte. — Prix : 75 c. — Pour nos abonnés. . . . . . . . . . . . . . . . . . . . . . . . . . . . . . 50 c.

BITOT. **Essai de topographie cérébrale par la cérébrotomie méthodique.** Conservation des pièces normales et pathologiques par un procédé particulier. Un volume in-4° de 40 pages de texte avec 7 figures intercalées et 17 planches en photographie représentant des coupes cérébrales, 1878. — Prix : 12 fr. — Pour nos abonnés . . . . . . . . . 9 fr.

BITOT. **La capsule interne et la couronne rayonnante d'après la cérébrotomie méthodique.** Un volume in-8° de 48 pages avec 14 planches hors texte. — Prix 5 fr. — Pour nos abonnés . . . . . . . 3 fr. 50.

BITOT (P.). **Contribution à l'étude du mécanisme et du traitement de l'hémorrhagie liée à l'insertion vicieuse du placenta.** Volume in-8 de 184 pages. — Prix : 3 fr. 50. — Pour nos abonnés . . . . . 2 fr. 50

BLAISE (H.) **De la cachexie pachydermique** (myxœdème des auteurs anglais). Brochure in-8° de 40 pages. — Prix : 1 fr. 25. — Pour nos abonnés 90 c.

**BLANCHARD (R). De l'anesthésie par le protoxyde d'azote, par la méthode du professeur P. Bert.** — Un volume de 101 pages avec 3 figures. — Prix : 3 fr. — Pour nos abonnés. . . . . . . . . . . . . . . . 2 fr.

**BLOCQ (P.). Note sur un cas de rétrécissement des deux orifices auriculo-ventriculaires.** Brochure in-8° de 7 pages. — Prix : 50 c. — Pour nos abonnés. . . . . . . . . . . . . . . . . . . . . . . . . . 35 c.

**BLONDEAU (A.) Etude clinique sur le pouls lent permanent avec attaques syncopales et épileptiformes.** — Un vol. in-8 de 72 pages.— Prix : 2 fr. — Pour nos abonnés . . . . . . . . . . . . . 1 fr. 35

BLONDEAU. *Voir* Bourneville.

**BOE (J. B. F.). Essai sur l'aphasie consécutive aux maladies du cœur.** Un vol. in-8 de 164 pages.— Prix : 3 fr. — Pour nos abonnés . . 2 fr.

BONNEFOY. *Voir* Onimus,

**BONTEMPS. De la mort subite chez les jeunes enfants.** Un vol. in-8 de 83 p. — Prix : 3 fr. — Pour nos abonnés . . . . . . . . . . . 2 fr.

BOUCHARD. *Voir* Charcot.

**BOUDET de PARIS (M.). Des actes musculaires dans la marche de l'homme.** Brochure in-8 de 12 pages — Prix : 0 fr. 60. — Pour nos abonnés . . . . . . . . . . . . . . . . . . . . . . . . . . . 40 cent.

**BOUDET de PARIS (M.). Note sur deux cas d'occlusion intestinale traités et guéris par l'électricité.** Brochure in-8 de 16 pages. — Prix : 0 fr. 60. — Pour nos abonnés . . . . . . . . . . . . . . . 40 cent.

**BOUDET de PARIS (M.). Traitement de la douleur par les vibrations mécaniques.** Brochure in-8° de 7 pages. — Prix : 50 cent. — Pour nos abonnés. . . . . . . . . . . . . . . . . . . . . . . . . . . . . 35 c.

BOUDET DE PARIS. *Voir* Debove, Hayem.

**BOURNEVILLE. Études cliniques et thermométriques sur les maladies du système nerveux.** Premier fascicule : Hémorrhagie et ramollissement du cerveau. Paris, 1872. In-8 de 168 pages avec 22 fig. — Prix : 3 fr. 50. Pour nos abonnés, 2 fr. 50. — Deuxième fascicule : Urémie et éclampsie puerpérale ; épilepsie et hystérie. Paris, 1873. In-8 de 160 p, avec 14 fig. — Prix : 3 fr. 50, — Pour nos abonnés. . . . . 2 fr. 50.

**BOURNEVILLE et BLONDEAU. Des services d'accouchements dans les hôpitaux de Paris.** Brochure in-8° de 49 pages. Paris, 1881.— Prix 1 fr. — Pour nos abonnés . . . . . . . . . . . . . . . . . . . . 75 c.

**BOURNEVILLE. Le choléra à l'hôpital Cochin.** (Étude clinique). Paris, 1865. Brochure de 48 pages, — Prix : 1 fr.— Pour nos abonnés. . 70 c.

**BOURNEVILLE. Mémoire sur la condition de la bouche chez les idiots,** suivi d'une étude sur la médecine légale des aliénés. Paris, 1863. Gr. in-8 de 28 p. à deux colonnes.— Prix : 1 fr.— Pour nos abonnés, 70 c.

**BOURNEVILLE. Notes et observations cliniques et thermométriques sur la fièvre typhoïde.** Vol. in-8 compacte de 80 pages, avec 10 tracés en chromo-lithographie.— Prix : 3 fr. — Pour nos abonnés. . . . 2 fr.

**BOURNEVILLE. Recherches cliniques et thérapeutiques sur l'épilepsie et l'hystérie.** Vol. in-8 de 200 pages avec 5 fig. dans le texte et 3 planches.— Prix : 4 fr. — Pour nos abonnés. . . . . . . . . 2 fr. 75.

**BOURNEVILLE. Science et miracle : Louise Lateau ou la Stigmatisée belge.** Vol. in-8 de 88 pages avec 2 fig. dans le texte et une eau forte dessinées par P. Richer. — 2e édition, revue, corrigée et augmentée. — Prix : 2 fr. 50. — Pour nos abonnés. . . . . . . . . . . . . . . 1 fr. 50

**BOURNEVILLE. Écoles municipales des infirmières laïques ; laïcisation**

**de l'Assistance publique.** (Discours prononcés en 1880, 1881, 1882). Trois brochures in-8°. — Prix de chacune de ces brochures : 50 c.— Pour nos abonnés . . . . . . . . . . . . . . . . . . . . . . . . . . . 30 c.

BOURNEVILLE. **Laïcisation de l'assistance publique.** Conférence faite à l'Association philotechnique le 26 décembre 1880. Brochure in-8° de 23 pages. — Prix 75 cent. — Pour nos abonnés. . . . . . . . . . . . . . 50 c.

BOURNEVILLE. **Mémoire sur l'inégalité de poids entre les hémisphères cérébraux des épileptiques.** Brochure grand in-8° de 8 pages.— Prix : 50 c. — Pour nos abonnés. . . . . . . . . . . . . . . . 35 c.

BOURNEVILLE et L. GUÉRARD. **De la sclérose en plaques disséminées.** Vol. gr. in-8 de 240 pages avec 10 fig. et 1 planche. — Prix : 4 fr. 50. — Pour nos abonnés . . . . . . . . . . . . . . . . . 3 fr.

BOURNEVILLE et d'OLIER. **Recherches cliniques et thérapeutiques sur l'épilepsie, l'hystérie et l'idiotie.** Compte-rendu du service des épileptiques et des enfants idiots et arriérés, de Bicêtre, pendant l'année 1880. Brochure in-8° de 74 pages.—Prix : 3 fr. — Pour nos abonnés 2 fr.

BOURNEVILLE et REGNARD. **Iconographie photographique de la Salpêtrière.** Cet ouvrage paraît par livraisons de 8 à 16 pages de texte et 4 photo-lithographies. Douze livraisons forment un volume. Les *trois premiers volumes* sont en vente. — Prix de la livraison : 3 fr. — Prix du volume : 30 fr. — Pour les abonnés du *Progrès médical*, prix du volume, 20 fr. — 3° volume complet : 1re livraison, nouvelle observation d'hystéro-épilepsie ; — 2° livraison, variétés des attaques hystériques ; — 3° et 4° livraisons, des régions hystérogènes ; —5°, 6° et 7° livraisons, du sommeil des hystériques ; — 7°-12° livraisons, des attaques de sommeil: hypnotisme, somnambulisme, catalepsie, sabbat, etc. — Nous avons fait relier quelques exemplaires dont le texte et les planches sont montés sur onglets ; demi-reliure, tranche rouge, non rognés.— Prix de la reliure. 5 fr.

BOURNEVILLE et TEINTURIER. **G. V. Townley ou du diagnostic de la folie au point de vue légal.** Paris, 1865. Brochure in-8 de 16 pages.— Prix: 0 fr. 50. — Pour nos abonnés . . . . . . . . . . . . . . 35 cent.

BOURNEVILLE et TEINTURIER. **Le sabbat des sorciers.** — 1er volume de la *Bibliothèque diabolique*. Brochure in-8° de 40 pages, avec 25 figures dans le texte et une grande planche hors texte. Il a été fait de cet ouvrage un tirage de 500 exemplaires numérotés à la presse ; 300 exemplaires sur papier blanc, vélin. Nos 1 à 300. — Prix : 3 fr. — Pour nos abonnés 2 fr. 50. (Tirage dont il ne nous reste que quelques exemplaires); 150 exemplaires sur parchemin, Nos 301 à 450. — Prix : 4 fr. — Pour nos abonnés, 3 fr. — 50 exemplaires sur japon, Nos 451 à 500. — Prix : 6 fr. — Pour nos abonnés, 5 fr. — Nous avons fait cartonner quelques exemplaires sur papier vélin ; dos toile, plats marbrés, tranches non rognées. Prix du cartonnage . . . . . . . . . . . . . . . . . . . . . . . . 1 fr.

BOURNEVILLE. *Voir* CHARCOT.

BOYER (H. Cl. de). **Note sur un cas de méningite cérébro-spinale aiguë d'origine rhumatismale.** Brochure in-8° de 20 pages — Prix : 75 cent. — Pour nos abonnés. . . . . . . . . . . . . . . . . . . . . . . . . 50 c.

BOYER (H. Cl. DE). **De la thermométrie céphalique.** Brochure in-8° de 28 pages. — Prix, 60 cent. — Pour nos abonnés. . . . . . . 40 cent.

BOYER (H. Cl. DE). **Études topographiques sur les lésions corticales des hémisphères cérébraux.** Volume in-8 de 290 pages, avec 104 figures intercalées dans le texte et une planche. Paris, 1879. — Prix : 6 fr. — Pour nos abonnés. . . . . . . . . . . . . . . . . . . . . . . . . 4 fr.

BRICON (P.). **Du traitement de l'épilepsie.** (Hydrothérapie. — Arsénicaux. — Magnétisme minéral.— Sels de pilocarpine). Vol. in-8° de 262 p., avec 15 fig. dans le texte. Paris, 1882. — Prix : 5 fr. — Pour nos abonnés. . . . . . . . . . . . . . . . . . . . . . . . . . . . . . . 3 fr. 50

**BRISSAUD (E.). Faits pour servir à l'histoire des dégénérations secondaires dans le pédoncule cérébral.** Brochure in-8 de 20 pages avec 8 figures. — Prix : 75 cent. — Pour nos abonnés. . . . . 50 cent.

**BRISSAUD (E.). Recherches anatomo-pathologiques et physiologiques sur la contracture permanente des hémiplégiques.** Un vol. in-8 de 210 pages avec 42 figures dans le texte. — Prix : 5 fr. — Pour nos abonnés. . . . . . . . . . . . . . . . . . . . . . . . . . . . . 4 fr.

BRISSAUD. *Voir* Charcot et Fournier.

**BRISSAUD (E.) et MONOD (E.) Contribution à l'étude des tumeurs congénitales de la région sacro-coccygienne.** Paris, 1877, Vol. in-8 de 16 pages.— Prix : 50 cent. — Pour nos abonnés. . . . . . . 35 cent.

**BRODIE (B). Leçons sur les affections nerveuses locales,** traduites de l'anglais par le Dr Douglas-Aigre.—Volume in-8 de 62 pages.—Prix : 1 fr. 50 ; Pour nos abonnés . . . . . . . . . . . . . . . . . . . . . . . . . 1 fr.

**BUDIN (P.). De la tête du fœtus au point de vue de l'obstétrique.** Recherches cliniques et expérimentales. Gr. in-8 de 112 pages, avec de nombreux tableaux. 10 figures intercalées dans le texte, 36 planches noires et une planche en chromo-lithographie. — Prix : 10 fr. — Pour nos abonnés. . . . . . . . . . . . . . . . . . . . . . . . . . . . . 6 fr.

**BUDIN (P.). Recherches sur l'Hymen et sur l'orifice vaginal.** Volume in-8 de 40 pages avec 24 figures. — Prix : 1 fr. 50. — Pour nos abonnés, 1 fr.

**BUDIN (P.). De certains cas dans lesquels la docimasie pulmonaire hydrostatique est impuissante à donner la preuve de la respiration.** Brochure in-12 de 16 pages. — Prix : 40 c. — Pour nos abonnés 30 c.

**BUDIN (P.). Obstétrique,** (Recherches cliniques). — **Le palper abdominal. — La présentation du siège. — Le releveur de l'anus chez la femme.** Un vol. in-8° de 48 pages, avec fig. dans le texte. — Prix : 1 fr. 50. — Pour nos abonnés . . . . . . . . . . . . . . . . . . . . . . . . . 1 fr.

**BUDIN (P.). Recherches physiologiques et cliniques sur les accouchements.** Une brochure in-8° de 36 pages. — Prix : 1 fr. 25. — Pour nos abonnés. . . . . . . . . . . . . . . . . . . . . . . . . . . 90 c.

**CARTAZ (A.). Notes et observations sur le tétanos traumatique.** Brochure in-8. — Prix : 50 cent. — Pour nos abonnés . . . . 35 cent.

**CHARCOT (J.-M.). Leçons sur les maladies du système nerveux,** faites à la Salpêtrière, recueillies et publiées par Bourneville. Tome I : Troubles trophiques ; — Paralysie agitante ; — Sclérose en plaques ; — Hystéro-épilepsie. Paris, 1880. 4e édition. Vol. in-8 de 428 pages avec 25 figures et 10 planches en chromo-lithographie. — Prix : 13 fr. — Pour nos abonnés . . . . . . . . . . . . . . . . . . . . . . . . . . . . 10 fr.

**CHARCOT (J.-M.). Leçons sur les maladies du système nerveux,** faites à la Salpêtrière, recueillies et publiées par Bourneville. Tome II : *De anomalies de l'ataxie locomotrice* ; — *De la compression lente de la moelle épinière* (mal de Pott, cancer vertébral, etc.) ; — *Des amyotrophies* (paralysie infantile, paralysie spinale de l'adulte, atrophie musculaire protopathique, sclérose des cordons latéraux, etc.) ; — *Tabès dorsal spasmodique* ; — *Hémichorée post-hémiplégique* ; — *Paraplégies urinaires* ; — *Vertige de Ménière* ; — *Epilepsie partielle d'origine syphilitique* ; — *Athétose* ; — *Appendice, etc.* Paris, 1880. 3e édit. Vol. in-8° de 496 pages avec 33 figures dans le texte et 10 planches en chromo-lithographie. — Prix : 14 fr. — Pour nos abonnés. . . . . . . . . . . . . . . . . . . . . . . . . . . . 10 fr.

**CHARCOT (J.-M.). Leçons sur les localisations dans les maladies de**

**la moelle épinière**, recueillies et publiées par E. BRISSAUD. Vol. in-8 de 260 pages avec 45 figures dans le texte.— Prix : 6 fr.— Pour nos abonnés. . . . . . . . . . . . . . . . . . . . . . . . . . . . . . 4 fr.

CHARCOT (J.-M.). **Leçons sur les localisations dans les maladies du cerveau et de la moelle épinière**, recueillies et publiées par BOURNEVILLE et E. BRISSAUD. In-8 de 428 pages avec 87 figures dans le texte. — Prix : 11 fr. — Pour nos abonnés. . . . . . . . . . . . . . . . . 8 fr.

CHARCOT (J.-M.). **Leçons sur les maladies du foie, des voies biliaires et des reins**, faites à la Faculté de médecine de Paris, recueillies et publiées par BOURNEVILLE, SEVESTRE et BRISSAUD. Deuxième édition augmentée des LEÇONS SUR LES CONDITIONS PATHOGÉNIQUES DE L'ALBUMINURIE. Un volume in-8 de 442 pages, orné de 37 figures et de 7 planches chromo-lithographiques. — Prix : 12 fr. — Pour nos abonnés. . . . . . . 8 fr.

CHARCOT (J.-M.). **La médecine empirique et la médecine scientifique.** Parallèle entre les anciens et les modernes.— Leçon d'ouverture d'un cours de pathologie interne professé à l'Ecole pratique de médecine pendant le semestre d'été 1867. Brochure in-8 de 24 pages. — Prix : 50 c. — Pour nos abonnés. . . . . . . . . . . . . . . . . . . . . . . 35 c.

CHARCOT (J.-M.). **Note sur l'état anatomique des muscles et de la moelle épinière dans un cas de paralysie pseudo-hypertrophique.** Brochure in-8 de 13 pages. — Prix : 50 c. — Pour nos abonnés. . 35 c.

CHARCOT (J.-M.). **Leçons sur les conditions pathogéniques de l'albuminurie**, recueillies par E. BRISSAUD. Un volume in-8° de 51 pages. Paris, 1881. — Prix : 3 fr. — Pour nos abonnés . . . . . . . . 2 fr.

CHARCOT (J.-M.). **Leçons cliniques sur les maladies des vieillards et les maladies chroniques.** Un fort volume in-8 de 310 pages avec figures dans le texte et 3 planches en chromo-lithographie.— Prix : cartonné à l'anglaise : 8 fr. — Pour nos abonnés. . . . . . . . . . . . . . . . . 7 fr.

CHARCOT (J.-M.) et BOUCHARD (CH.). **Sur les variations de la température centrale qui s'observent dans certaines affections convulsives et sur la distinction qui doit être établie à ce point de vue entre les convulsions toniques et les convulsions cloniques.** Brochure in-8. — Prix : 60 cent. — Pour nos abonnés. . . . . . . 40 cent.

CHARCOT (J.-M.) et GOMBAULT. **Note sur un cas de lésions disséminées des centres nerveux observées chez une femme syphilitique.** Brochure in-8 avec planches chromo-lithog. — Prix : 1 fr. — Pour nos abonnés. . . . . . . . . . . . . . . . . . . . . . . . . . . . 70 c.

CHARCOT (J.-M.) et GOMBAULT. **Contribution à l'étude anatomique des différentes formes de la cirrhose du foie.** Brochure in-8 de 37 pages, avec 2 pl. en chromo-lithographie. — Prix : 2 fr. — Pour nos abonnés . . . . . . . . . . . . . . . . . . . . . . . . . 1 fr. 50

CHARCOT (J.-M.) et PITRES (A.). **Nouvelle contribution à l'étude des localisations motrices dans l'écorce des hémisphères du cerveau.** Brochure in-8° de 56 pages avec figures dans le texte. — Prix : 2 fr. — Pour nos abonnés. . . . . . . . . . . . . . . . . . . . . . 1 fr. 35.

CHARPENTIER. *Voir* LANDOLT.

CHOUPPE (H.). **Recherches thérapeutiques et physiologiques sur l'ipéca.** Paris. 1873. Brochure in-8 de 40 pages. — Prix 1 fr. — Pour nos abonnés. . . . . . . . . . . . . . . . . . . . . . . . . . . 70 cent.

COHNHEIM (J.) **La tuberculose considérée au point de vue de la doctrine de l'infection.** Traduit de l'allemand par R. DE MUSGRAVE CLAY, sur une deuxième édition considérablement modifiée. Brochure in-8 de 34 p, Paris, 1882. — Prix : 1 fr. 25. — Pour nos abonnés . . 90 c.

COMBY (J.). **De l'empyème pulsatile.** Brochure in-8 de 51 pages. Paris, 1882. — Prix : 2 fr. — Pour nos abonnés . . . . . . . . . . 1 fr. 35

CORNILLON (J.). **Des accidents des plaies pendant la grossesse et l'état puerpéral.** Brochure in-8° de 70 pages. — Prix : 2 fr. — Pour nos abonnés. . . . . . . . . . . . . . . . . . . . . . . . . . . 1 fr. 35

CORNILLON (J.). **Action physiologique des alcalins dans la glycosurie.** — Prix : 60 cent. — Pour nos abonnés. . . . . . . . . 40 cent.

CORNILLON (J.). **De la contracture uréthrale dans les rétrécissements périnéens.** Brochure in-8 de 60 pages. — Prix : 1 fr. 50. — Pour nos abonnés . . . . . . . . . . . . . . . . . . . . . . . . . 1 fr. 70.

CORNILLON (J.). **La folie des grandeurs.** In-8 de 60 pages. 2 fr. 50. — Pour nos abonnés. . . . . . . . . . . . . . . . . . . . . . 1 fr. 70.

CORNILLON (J.). **Rapports du diabète avec l'arthritis et de la dyspepsie avec les maladies constitutionnelles.** Un vol. in-8 de 48 pages Paris, 1878. — Prix : 1 fr. 50. — Pour nos abonnés. . . . . . . . 1 fr.

COTARD. **Du délire des négations.** Brochure in-8° de 28 pages. — Prix : 75 c. — Pour nos abonnés. . . . . . . . . . . . . . . . . . . 50 c.

COTTIN. *Voir* DUPLAY.

COULBAULT (G.). **Des lésions de la corne d'Ammon dans l'épilepsie.** Brochure in-8° de 65 pages. Paris, 1881. — Prix : 2 fr. — Pour nos abonnés . . . . . . . . . . . . . . . . . . . . . . . . . . 1 fr. 35

CUFFER. **Des causes qui peuvent modifier les bruits de souffle intra et extra-cardiaques, et en particulier de leurs modifications sous l'influence des changements de la position des malades.** Valeur séméiologique de ces modifications. — Prix : 1 fr. 50. — Pour nos abonnés. . . . . . . . . . . . . . . . . . . . . . . . . . . 1 fr

DAGONET (H.). **Inauguration des cours de l'Ecole professionnelle d'infirmiers et d'infirmières sous la présidence de M. Floquet.** Leçon d'ouverture faite à l'asile Sainte-Anne le 9 février 1882. Brochure in-8° de 15 pages. — Prix : 50 c. — Pour nos abonnés. . . . . 25 c.

DAGONET (H.). **Des réformes à introduire dans la loi de juin 1838 et les asiles d'aliénés.** Brochure in-8° de 32 pages. Paris, 1882. — Prix : 1 fr. — Pour nos abonnés. . . . . . . . . . . . . . . . . . . . . 70 c.

DAGONET. **Une enquête à l'asile Sainte-Anne.** Brochure in-8° de 16 pages. Paris, 1881. — Prix : 50 c. — Pour nos abonnés. . . . 35 c.

DANILLO. **Recherches cliniques sur la fréquence des maladies sexuelles chez les aliénées**; brochure in-8 de 20 pages. — Prix, 75 c. — Pour nos abonnés. . . . . . . . . . . . . . . . . . . . . . 50 c.

DAREMBERG (G.). **Les méthodes de la chimie médicale.** In-8 de 19 pages. — Prix : 60 cent. — Pour nos abonnés. . . . . . . . . . 40 cent.

DEBOVE (M.) **Notes sur la méningite spinale tuberculeuse, sur l'hémiplégie saturnine et l'hémianesthésie d'origine alcoolique.** Une brochure in-8° de 24 pages avec deux figures. — Prix 75 cent. — Pour nos abonnés. . . . . . . . . . . . . . . . . . . . . . . . . . 50 cent.

DEBOVE (M.) **Notes sur l'emploi des aimants dans les hémianesthésies liées à une affection cérébrale ou à l'hystérie.** Brochure in-8. — Prix : 50 cent. — Pour nos abonnés. . . . . . . . . . . . . . 25 cent.

DEBOVE (M.). **Contribution à l'étude des arthropathies tabétiques.** Brochure in-8° de 16 pages. Paris, 1881. — Prix : 75 c. — Pour nos abonnés . . . . . . . . . . . . . . . . . . . . . . . . . . . 50 c.

DEBOVE (M.) et BOUDET de PARIS. **Recherches sur la pathogénie des**

**tremblements.** Brochure in-8° de 24 pages. Paris, 1881. — Prix : 1 fr. — Pour nos abonnés . . . . . . . . . . . . . . . . . . . . 70 c.

DEBOVE et BOUDET DE PARIS. **Recherches sur l'incoordination motrice chez les ataxiques.** Brochure in-8° de 16 pages.— Prix : 60 c.— Pour nos abonnés. . . . . . . . . . . . . . . . . . . . . . 40 cent.

DEBOVE. *Voir* LIOUVILLE.

DEHENNE (A.). **Note sur une cause peu connue de l'érysipèle.** Paris. 1874. Brochure in-8.— Prix : 0 fr. 50.— Pour nos abonnés. . 35 cent.

DÉJERINE (J). **Recherches sur les lésions du système nerveux dans la paralysie ascendante aiguë.** Un volume in-8 de 66 pages. — Paris 1879.— Prix : 2 fr. — Pour nos abonnés. . . . . . . . . . 1 fr. 50.

DELASIAUVE. **De la clinique à domicile et de l'enseignement qui s'y rattache, dans ses rapports avec l'Assistance publique.** Paris, 1877, Brochure in-8 de 16 p.— Prix : 50 c.—Pour nos abonnés 35 cent.

DELASIAUVE. **Du double caractère des phénomènes psychiques.** Prix : 50 cent. — Pour nos abonnés . . . . . . . . . . . 35 cent.

DELASIAUVE. **Classification des maladies mentales ayant pour double base la psychologie et la clinique.** Paris, 1877. In-8 de 24 pages. — Prix, pour nos abonnés. . . . . . . . . . . . . . . . . . . . 50 cent.

DELASIAUVE. **Traité de l'épilepsie.** Un gros volume in-8 de 560 pages. — Prix : 3 fr. 50. — Pour nos abonnés. . . . . . . . . . . 2 fr. 50.

DELASIAUVE (J.). **Journal de médecine mentale,** résumant au point de vue médico-psychologique, hygiénique, thérapeutique et légal, toutes les questions relatives à la folie, aux névroses convulsives et aux défectuosités intellectuelles et morales, à l'usage des médecins praticiens, des étudiants en médecine, des jurisconsultes, des administrateurs et des personnes qui se consacrent à l'enseignement. Dix volumes (1860-1870). — Prix : 50 fr. — Pour nos abonnés. . . . . . . . . . . . 40 fr.

DELASIAUVE. **Classification des folies.** Discussion à propos d'une prétendue monomanie religieuse. Brochure in-8° de 31 pages. Paris, 1882. — Prix : 1 fr. 25. — Pour nos abonnés. . . . . . . . . . . . . 90 c.

DELASIAUVE. **Distribution des prix à l'École des enfants idiots et épileptiques de la Salpêtrière.** (Discours). Brochure in-8° de 7 pages. — Prix : 30 c. — Pour nos abonnés . . . . . . . . . . . . . . 20 c.

DRANSART (H.-N). **Contribution à l'anatomie et à la physiologie pathologiques des tumeurs urineuses et des abcès urineux.** Brochure In-8 de 32 pages avec 1 figure.— Prix : 70 cent.— Pour nos abonnés. . . . . . . . . . . . . . . . . . . . . . . . . . 40 cent.

DU BASTY. **De la piqûre des hyménoptères porte-aiguillon.** Gr. in-8 de 48 pages.— Prix 1 fr. 25. — Pour nos abonnés . . . . . . 85 cent.

DUBRISAY (J.). **De la réorganisation des services d'accouchements dans les hôpitaux et chez les sages-femmes agréées.** Brochure in-8° de 28 pages. — Prix : 75 c. — Pour nos abonnés. . . . . . . 50 c.

DUGUET et VEIL. **Lymphadénome de la rate** étendu au diaphragme, à la plèvre, aux poumons et aux ganglions lymphatiques, sans leucémie. Pleurésie cloisonnée. Cachexie. Brochure in-8° de 16 pages. — Prix, 60 cent.— Pour nos abonnés. . . . . . . . . . . . . . . . . . . . . 40 cent.

DUPLAY (S.). **Conférences de clinique chirurgicale,** faites aux hôpitaux de Saint-Louis et Saint-Antoine, recueillies et publiées par Duret et Marot, internes des hôpitaux. — In-8 de 180 pages. Prix : 3 fr. 50. — Pour nos abonnés. . . . . . . . . . . . . . . . . . . . . . 2 fr. 50

DUPLAY (S.) **Conférences de clinique chirurgicale,** faites à l'hôpital

Saint-Louis, recueillies et publiées par E. Golay et Cottin. In-8 de 150 pages. — Prix : 3 fr. — Pour nos abonnés . . . . . . . . . 2 fr.

DUPLAY (P.) et DURET (H.). **Leçons sur les périarthrites coxo-fémorales.** Maladies des bourses séreuses péri-trochantériennes et du grand trochanter simulant la coxalgie. Brochure in-8° de 18 pages. — Prix : 60 c. — Pour nos abonnés. . . . . . . . . . . . . . . . . . . . . . 40 c.

DUPUY (L.-E.). **Des injections sous-cutanées d'éther sulfurique.** De leur application au traitement du choléra dans la période algide. Brochure in-8° de 50 pages. — Prix : 1 fr. 50. — Pour nos abonnés 1 fr.

DUPUY (L.-E.). **Etude sur quelques lésions du mésentère dans les hernies.** Broch. in-8 de 16 p.— Prix : 50 cent. — Pour nos abonnés 35 c.

DURAND-FARDEL (M.) **Considérations sur le caractère nosologique qu'il convient d'attribuer au rhumatisme articulaire aigu ou fièvre arthritique.** Brochure in-8 de 20 pages. — Prix : 0 fr. 75. — Pour nos abonnés . . . . . . . . . . . . . . . . . . . . . . . . . 50 c.

DURET (H.). **Des contre-indications à l'anesthésie chirurgicale.** Un vol. in-8 de 280 pages.— Prix : 5 fr.— Pour nos abonnés. . . . 4 fr.

DURET (H.) **Études expérimentales et cliniques sur les traumatismes cérébraux.** Un volume in-8° de 330 pages, orné de 18 planches doubles en chromo-lithographie et lithographie, et de 39 figures sur bois intercalées dans le texte. Paris, 1878. Prix : 15 fr. — Pour nos abonnés. 10 fr.

DURET (H.). **Étude générale de la localisation dans les centres nerveux,** suivie d'une **Étude critique sur les recherches de physiologie des localisations en Allemagne.** Vol. in-8° de 236 pages.— Prix : 3 fr. — Pour nos abonnés . . . . . . . . . . . . . . . . . . . 2 fr.

DURET (H.). **Sur la Synovite fibrineuse et ses rapports avec la tumeur blanche.** Brochure in-8 avec deux planches.— Prix : 1 fr.— Pour nos abonnés. . . . . . . . . . . . . . . . . . . . . . . . 75 cent.

DURET (H.). *Voir* DUPLAY. FERRIER.

DUVAL (Mathias). **La corne d'Ammon.** (Morphologie et embryologie.) Brochure in-8° de 51 pages, avec 4 planches. Paris, 1882.— Prix : 2 fr. 50. — Pour nos abonnés.. . . . . . . . . . . . . . . . . . . . 1 fr. 70

ERLITZKY (A.). **De la structure du tronc du nerf auditif.** Brochure in-8° de 20 pages avec une planche en chromo-lithographie. Paris, 1881. — Prix : 1 fr. 50. — Pour nos abonnés . . . . . . . . . . . . . . . 1 fr.

FÉRÉ (Ch.). **Du cancer de la vessie.** Un volume in-8° de 144 pages. — Prix : 3 fr. — Pour nos abonnés . . . . . . . . . . . . . . . 2 fr.

FÉRÉ (Ch.) **Contribution à l'étude des troubles fonctionnels de la vision par lésions cérébrales.** (Amblyopie croisée et Hémianopsie). Un vol. in-8° de 241 pages. Paris, 1882. — Prix 3 fr. 50. — Pour nos abonnés . . . . . . . . . . . . . . . . . . . . . . . 2 fr. 50.

FÉRÉ (Ch.). **Notes pour servir à l'histoire de l'hystéro-épilepsie** (De l'amblyopie croisée et de l'hémianopsie d'origine cérébrale). Brochure in-8° de 54 pages avec fig. dans le texte. Paris, 1882. — Prix : 2 fr. — Pour nos abonnés. . . . . . . . . . . . . . . . . . . . . . 1 fr. 35

FÉRÉ (Ch.). **Etude expérimentale et clinique sur quelques fractures du bassin,** Brochure in-8 de 36 pages. — Prix : 1 fr. 25 — Pour nos abonnés . . . . . . . . . . . . . . . . . . . . . . . . . 1 fr.

FÉRÉ (Ch.). **Fractures par torsion de la partie inférieure du corps du fémur.** Brochure in-8° de 8 pages avec 2 figures.— Prix : 30 cent. — Pour nos abonnés. . . . . . . . . . . . . . . . . . . . . 20 cent.

FÉRÉ. (Ch.). **Note pour servir à l'histoire des luxations et des fractures du sternum.** Brochure in-8. de 16 pages. — Prix : 0 fr. 60. — Pour nos abonnés. . . . . . . . . . . . . . . . . . . . . . 40 cent.

FÉRÉ (Ch.) et QUERMONNE (L.). **Contribution à l'histoire des phénomènes simulés ou provoqués chez les hystériques.** (Craquements articulaires et synoviaux). Brochure in-8° de 7 pages. Paris, 1882. — Prix : 40 c. — Pour nos abonnés . . . . . . . . . . . . . . . . . . . 30 c.

FÉRÉ. *Voir* GUYON.

FERRIER. **Recherches expérimentales sur la physiologie et la pathologie cérébrales.** Traduction avec l'autorisation de l'auteur, par H. DURET. In-8 de 74 p., avec 11 fig. dans le texte.— Prix : 2 fr.— Pour nos abonnés. . . . . . . . . . . . . . . . . . . . . . . 1 fr. 35.

FOURNIER. (A.) **De la pseudo-paralysie générale d'origine syphilitique.** Leçons recueillies par E. Brissaud. Paris, 1878. In-8 de 24 pages. — Prix : 1 fr. — Pour nos abonnés . . . . . . . . . . . . . . . 65 cent.

GIRALDÈS (J.-A.) **Recherches sur les kystes muqueux du sinus maxillaire.** Prix : 1 fr. 50. — Pour nos abonnés. . . . . . . . . . . . . 1 fr.

GIRALDÈS (J.-A.) **Etudes anatomiques ou recherches sur l'organisation de l'œil considéré chez l'homme et chez quelques animaux.** Paris, 1866. In-4 de 83 pages avec 7 planches. — Prix : 3 fr. 50. — Pour nos abonnés . . . . . . . . . . . . . . . . . . . . . . . . . 2 fr. 50

GIRALDÈS (J.-A.) **Des luxations de la mâchoire.** In-4 de 50 pages avec 2 planches. — Prix : 2 fr. — Pour nos abonnés. . . . . . . . . . . 1 fr. 35

GIRALDÈS (J.-A.) **De l'anatomie appliquée aux beaux-arts.** Cours professé à l'Athénée des Beaux-Arts. Compte rendu par Mlle Lina Jaunez, Paris 1856. In-8 de 8 pages. — Prix : . . . . . . . . . . . . 50 cent.

GIRALDÈS (J.-A.) **Plan général d'un cours d'anatomie** appliqué au beaux-arts. Paris 1857. In-8 de 8 pages. — Prix : . . . . . . . . 50 cent.

GIRALDÈS (J.-A.) **Recherches anatomiques sur le corps innominé.** Paris 1861. In-8 de 12 pages avec 5 planches.— Prix : 1 fr. 50. — Pour nos abonnés. . . . . . . . . . . . . . . . . . . . . . . . . . 1 fr.

GIRALDÈS (J.-A.) **De la fève de Calabar.** Note présentée au Congrès médico-chirurgical de France tenu à Rouen le 30 septembre 1863. Paris, 1864, Brochure in-8 de 8 pages avec figures. — Prix. . . . . . . . . 50 cent.

GIRALDÈS (J.-A.) **Note sur les tumeurs dermoïdes du crâne.** Paris, 1866. In-8 de 7 pages. Prix. . . . . . . . . . . . . . . . . . 40 cent.

GOLAY (E.) **Des abcès douloureux des os.** Un volume in-8 de 162 pages. —Paris, 1879. — Prix : 3 fr. 50.— Pour nos abonnés . . . . . . 2 fr. 50

GOLAY. *Voir* DUPLAY.

GOMBAULT (A.). **Contribution à l'étude anatomique de la névrite parenchymateuse subaiguë ou chronique.** (Névrite segmentaire périaxile). Brochure in-8° de 46 pages, avec 2 pl. chromo-lithographiques. Paris, 1880. — Prix : 2 fr. — Pour nos abonnés. . . . . . . . 1 fr. 35

GOMBAULT. **Etude sur la sclérose latérale amyotrophique.** Prix : 2 fr. — Pour nos abonnés. . . . . . . . . . . . . . . . . . . . . . . 1 fr. 35

GOMBAULT. *Voir* CHARCOT.

GUÉRARD. *Voir* BOURNEVILLE.

GUÉRIN. (A.). **Du pansement ouaté.** Résultats obtenus à l'Hôtel-Dieu pendant l'année 1876. Brochure de 24 pages. — Prix : 0 fr. 75. — Pour nos abonnés. . . . . . . . . . . . . . . . . . . . . . . . . . 50 cent.

**GUYON (F.) et FÉRÉ (Ch.). Note sur l'atrophie musculaire consécutive à quelques traumatismes de la hanche.** Brochure in-8° de 14 pages. Paris, 1881. — Prix : 50 c. — Pour nos abonnés. . . . . . . . 35 c.

**HADDEN. Du myxœdème.** Une petite plaquette in-8 de 16 pages. — Prix : 0 fr. 60. — Pour nos abonnés . . . . . . . . . . . . . 40 cent.

**HAYEM (G.). Leçons cliniques sur les manifestations cardiaques de la fièvre typhoïde,** recueillies par Boudet de Pâris. In-8 de 88 pages avec 5 figures. — Prix : 2 fr. 50. — Pour les abonnés. . . . . . 1 fr. 70

**HÉRAUD. (A.). Etude diagnostique sur deux cas de syphilome bucco-lingual.** Un vol. in-8 de 34 pages. — Prix : 1 fr. 50. — Pour nos abonnés. . . . . . . . . . . . . . . . . . . . . . . . . . . 1 fr.

**HILLAIRET. Leçons sur les maladies de la peau.** Brochure in-8 de 31 pages. — Prix : 1 fr. — Pour nos abonnés. . . . . . . . . . . 70 c.

**HUBLÉ (M.). Recherches cliniques et thérapeutiques sur l'Epilepsie.** Un vol. in-8° de 190 pages. Paris, 1881. — Prix : 3 fr. 50. — Pour nos abonnés. . . . . . . . . . . . . . . . . . . . . . . . . 2 fr. 50

**HUCHARD (H.). Caractère, mœurs et état mental des hystériques.** Brochure in-8° de 39 pages. — Prix : 1 fr. 25. — Pour nos abonnés 90 c.

**JOSIAS (A.). De la fièvre typhoïde chez les personnes âgées.** Vol. in-8° de 65 pages, avec trois courbes de température. — Prix : 2 fr. — Pour nos abonnés. . . . . . . . . . . . . . . . . . . . . . . . . 1 fr. 35

**KELSCH (A.). Les affections du foie en Algérie et les Variations de l'urée.** Brochure in-8° de 32 pages. — Prix : 1 fr. — Pour nos abonnés 75 c.

**KELSCH (A.) Note pour servir à l'histoire de l'endocardite ulcéreuse.** Brochure in-8 — Prix : 0 fr. 50. — Pour nos abonnés. . 35 cent.

**KELSCH et WANNEBROUCQ. Note sur deux cas de sarcome du péritoine et du tissu cellulaire rétro-péritonéal.** Brochure in-8° de 11 p. — Prix : 50 c. — Pour nos abonnés . . . . . . . . . . . . . . 35 c.

**KELSCH et WANNEBROUCQ. Contribution à l'histoire des localisations cérébrales.** Brochure in-8° de 18 pages. — Prix : 50 c. — Pour nos abonnés. . . . . . . . . . . . . . . . . . . . . . . . . . . 35 c.

**LANDOLT (E.). Leçons sur le diagnostic des maladies des yeux,** faites à l'École pratique de la Faculté de médecine de Paris pendant le semestre d'été de 1875, recueillies par CHARPENTIER. Paris 1877. Vol in-8 de 204 pages. — Prix : 6 fr. — Pour nos abonnés . . . . . . . . . . 4 fr.

**LANDOUZY (L.). De la déviation conjuguée des yeux et de la rotation de la tête par excitation ou paralysie des 6° et 11° paires, leur valeur en séméiotique encéphalique, leur importance au point de vue anatomique et physiologique, à propos d'une observation d'épilepsie hémiplégique débutant par les yeux et la tête** (Déviation et rotation conjuguées convulsives). Un volume in-8° avec une planche. — Prix : 2 fr. 50. — Pour nos abonnés . . . . . . . . . . . . . . . . 1 fr. 50.

**LANDOUZY (L.). Trois observations de rage humaine.** Réflexions. Brochure In-8 de 16 pages. — Prix : 50 cent. — Pour les abonnés. . 35 cent.

**LAVERAN (A.). Un cas de myélite aiguë.** 1876. In-8 de 13 p. . 30 cent.

**LAVERAN (A). Tuberculose aiguë des synoviales** . . . . . . 50 cent.

**LELOIR. (H). Contribution à l'étude du rhumatisme blennorrhagique.** Brochure grand in-8 de 24 pages. — Prix : 0 fr. 75. — Pour nos abonnés. . . . . . . . . . . . . . . . . . . . . . . . 50 cent.

**LELOIR (H.). Recherches cliniques et anatomo-pathologiques sur les**

**affections cutanées d'origine nerveuse.** 1 vol. in-8° de 220 pages, avec 4 planches en chromo-lithographie et plusieurs figures intercalées dans le texte. — Prix : 5 fr. — Pour nos abonnés . . . . . . . . . . 3 fr. 50

LEROY (A.). **De l'état de mal épileptique.** Un volume in-8 de 92 pages. — Prix : 2 fr. — Pour nos abonnés. . . . . . . . . . . . . . 1 fr. 25

LIOUVILLE (H.). **Contribution à l'étude de la paralysie générale progressive des aliénés.** In-8, 50 cent. — Pour nos abonnés. . . . 35 cent.

LIOUVILLE et DEBOVE. **Note sur un cas de mutisme hystérique, suivi de guérison.** Paris, 1876. In-8 . . . . . . . . . . . . . 30 cent.

LIOUVILLE. *Voir* BÉHIER.

LOEWENBERG (H.). **Le furoncle de l'oreille et la furonculose.** Brochure in-8° de 47 pages. Paris, 1881. — Prix: 1 fr. 50. — Pour nos abonnés. . . . . . . . . . . . . . . . . . . . . . . . . . . 1 fr.

LONGUET (F.-E.-M.). **De l'influence des maladies du foie sur la marche des traumatismes.** Vol. in-8 de 124 pages. — Prix : 4 fr. — Pour nos abonnés . . . . . . . . . . . . . . . . . . . . . . 2 fr.

MAGNAN. **De la coexistence de plusieurs délires de nature différente chez le même aliéné.** Brochure in-8 de 20 pages.—Prix : 0. 75. — Pour nos abonnés . . . . . . . . . . . . . . . . . . . . . 50 cent.

MAGNAN. **Leçons sur l'Épilepsie,** faites à l'Asile Sainte Anne, en 1881-1882, recueillies par Marcel BRIAND. Un volume in-8 de 84 pages. — Prix : 3 fr. — Pour nos abonnés. . . . . . . . . . . . . . . . 2 fr.

**Manuel de la garde-malade et de l'infirmière,** publié sous la direction du Dr Bourneville, par MM. Blondeau, de Boyer, Ed. Brissaud, H. Duret, G. Maunoury, Monod, Poirier, P. Regnard, Sevestre et P. Yvon, rédacteurs du *Progrès médical.* — Ouvrage formant trois volumes in-16. — 1er volume : *Anatomie et Physiologie,* 180 pages, 8 figures. Prix : 2 fr. — 2e volume : *Pansements,* 316 pages, 60 gravures. Prix: 3 fr. 50. — 3e volume. *Administration des Médicaments,* 160 pages. Prix : 2 fr. — Pour nos abonnés, l'ouvrage complet, broché, prix . . . . . . . . . . . . . . . 5 fr.

Nous avons fait faire un élégant cartonnage anglais pour chacun des trois volumes du Manuel. — Prix par volume 75 c., l'ouvrage complet. . 2 fr.

MARCANO (G.). **Des ulcères des jambes entretenus par une affection du cœur.** Brochure in-8. — Prix : 1 fr.25. — Pour nos abonnés. 85 cent.

MARCANO (G.). **De l'étranglement herniaire par les anneaux de l'épiploon.** Paris, 1872. In-8 de 8 pages. — Prix . . . . . . . . . 30 cent.

MARCANO (G.). **De la psoïte traumatique,** Vol. in-8 de 160 pages. — Prix : 3 f. — Pour nos abonnés. . . . . . . . . . . . . . . . . . . . . 2 f.

MARCANO (G.). **Notes pour servir à l'histoire des kystes de la rate.** — Prix: 60 cent. — Pour nos abonnés . . . . . . . . . . . . 40 cent.

MAROT. *Voir* DUPLAY.

MARSAT (A.). **Des usages thérapeutiques du nitrite d'amyle.** In-8 de 48 pages. — Prix : 1 fr. 25. — Pour nos abonnés. . . . . . . 85 cent.

MAUNOURY (G.) **Les hôpitaux-baraques et les pansements antiseptiques en Allemagne.** Paris, 1877, in-8 de 20 pages. — Prix : 1 fr. — Pour nos abonnés. . . . . . . . . . . . . . . . . . . . . . . . 70 cent.

MAURIAC (Ch.) et VIGOUROUX (R.). **Étude sur les paralysies pseudo-syphilitiques et sur leur traitement par les æsthésiogènes.** Brochure in-8° de 31 pages. — Prix : 75 c. — Pour nos abonnés . . 50 c.

MAYOR. **Note sur un monstre du genre janiceps.** Brochure in-8° de 40 pages. Paris, 1882. — Prix : 1 fr. 25. — Pour nos abonnés. . . . 90 c.

MIERZEJEWSKI. **Contribution à l'étude des localisations cérébrales.** (Observation de porencéphalie fausse double.) Brochure in-8° de 35 pages avec 3 fig. dans le texte et 5 planches en chromo-lithographie. — Prix : 3 fr. — Pour nos abonnés. . . . . . . . . . . . . . . . . 2 fr.

MIOT (C.). **De la myringodectomie ou perforation artificielle du tympan.** In-8 de 169 pages avec 16 figures intercalées dans le texte. — Prix : 3 fr. 50. — Pour nos abonnés. . . . . . . . . . . . . . 2 fr. 50

MIOT (C.) **De la Ténotomie du muscle tenseur du tympan.** Volume in-8 de 56 pages orné de 11 figures intercalées dans le texte. Paris, 1878. — Prix: 1 fr. 50. — Pour nos abonnés . . . . . . . . . . . . . . . 1 fr.

MIOT (C.) et BARATOUX (J.). **Considérations anatomiques et physiologiques sur la trompe d'Eustache.** Brochure in-8 de 26 pages. — Prix : 1 fr. 25. — Pour nos abonnés . . . . . . . . . . . . . . . . . 90 c.

MONOD (E.) **Étude clinique sur les indications de l'uréthrotomie externe.** Un volume de 168 pages, avec un tableau. — Prix : 3 fr. 50. — Pour nos abonnés. . . . . . . . . . . . . . . . . . . . . . 2 fr. 50

MONOD. *Voir* BRISSAUD.

MORLOT (E.) **Sur une forme grave de l'épilepsie.** Brochure in-8 de 45 pages. Paris, 1881. — Prix : 1 fr. 50. — Pour nos abonnés . . 1 fr.

ONIMUS. **Des applications chirurgicales de l'électricité.** Leçons recueillies par Bonnefoy. In-8 de 16 pages avec figures. — Prix : 0 fr. 60 c. Pour nos abonnés. . . . . . . . . . . . . . . . . . . . . . . 40 cent.

ORY (E.) **Maladies de la peau.** Notes de thérapeutique recueillies aux cliniques dermatologiques de M. le professeur Hardy, à l'hôpital Saint-Louis. Paris, 1877, in-8 de 40 pages. — Prix : 1 fr. — Pour nos abonnés . . . . . . . . . . . . . . . . . . . . . . . . . . 70 cent.

OULMONT (P.) **Etude clinique sur l'athétose.** Paris, 1878. Vol. in-8 de 116 pages avec figures. — Prix : 3 francs. — Pour nos abonnés. . . 2 fr.

PARROT. **Clinique des maladies de l'enfance.** Leçon inaugurale. Brochure in-8 de 20 pages. — Prix : 0 fr. 75. — Pour nos abonnés. 50 cent.

PARROT. **Cours d'histoire de la médecine.** Leçon d'ouverture du 21 novembre 1876. Paris, 1877. Brochure in-8 de 20 pages. — Prix : 60 c. — Pour nos abonnés . . . . . . . . . . . . . . . . . . . . . 40 cent.

PATHAULT (L.) **Des propriétés physiologiques du Bromure de Camphre et de ses usages thérapeutiques.** Brochure in-8 de 48 pages. — Prix : 1 fr. 50. — Pour nos abonnés. . . . . . . . . . . . . . 1 fr.

PELTIER (G.) **De la triméthylamine et de son usage dans le traitement du rhumatisme articulaire aigu.** In-8 compacte de 34 pages. — Prix : 60 cent. — Pour nos abonnés. . . . . . . . . . . . . . 40 cent.

PHILBERT (E.). **De la cure de l'obésité** aux eaux de Brides-les-Bains (Savoie). Brochure in-8 de 16 pages. — Prix : 0 fr. 60. — Pour nos abonnés. . . . . . . . . . . . . . . . . . . . . . . . . 40 cent.

PICARD (H.). **La vallée de Davos.** Brochure in-8° de 19 pages. Paris, 1882. — Prix : 60 c. — Pour nos abonnés . . . . . . . . . . 40 c.

PITRES (A.). — **Note sur l'état des forces chez les hémiplégiques.** Brochure in-8° de 18 pages. Paris, 1882. — Prix : 60 c. — Pour nos abonnés. . . . . . . . . . . . . . . . . . . . . . . . . . . 40 c.

PITRES. *Voir* CHARCOT.

POINSOT (G.). **Contribution à l'histoire clinique des tumeurs du testicule.** Brochure in-8 de 28 pages. Prix : 1 fr. — Pour nos abonnés. . . . . . . . . . . . . . . . . . . . . . . . . . . 70 cent.

QUEMONNE. *Voir* FÉRÉ.

**QUESTIONNAIRE** pour le 1er examen de doctorat. — Recueil de séries d'examens subis récemment à la Faculté de médecine de Paris, indiquant : 1° La composition du jury pour chaque série ; — 2° La préparation anatomique de chaque candidat ; — 3° Les questions orales auxquelles le candidat a du répondre ensuite ; — 4° Enfin le résultat de l'examen dans chaque série ; suivi de questions sur les accouchements, recueillies au cinquième examen de doctorat et aux examens de sage-femme. Paris, 1876. In-16 de 91 pages. — Prix : 1 fr. — Pour nos abonnés. . . . . 70 cent.

RANVIER (L.). **Leçons d'anatomie générale sur le système musculaire,** recueillies par J. RENAUT. Un fort vol. orné de 99 fig. intercalées dans le texte. — Prix : 12 fr. — Pour nos abonnés . . . . . . . . . . . . 8 fr.

RANVIER (L.). **Leçon d'ouverture du cours d'anatomie générale au Collège de France.** Paris, 1876. In-8 de 16 pages. — Prix : 0 fr. 60. — Pour nos abonnés. . . . . . . . . . . . . . . . . . . 40 cent.

RAYMOND (F.). **Etude anatomique, physiologique et clinique sur l'hémichorée, l'hémianesthésie et les tremblements symptomatiques.** Vol. in-8 de 140 pages avec figures dans le texte et 3 planches. — Prix : 3 fr. 50 — Pour nos abonnés . . . . . . . . . . . . . . . 2 fr. 50.

RAYMOND. **De la puerpéralité.** Volume in-8° de 258 pages. Paris, 1880. — Prix : 5 fr. — Pour nos abonnés . . . . . . . . . . . . . . . 4 fr.

RECLUS (P.). **De l'épithélioma térébrant du maxillaire supérieur.** Paris, 1876. In-8 de 4 pages. — Prix. . . . . . . . . . . . 20 cent.

RECLUS (P.). **Les hyperostoses consécutives aux ulcères rebelles de la jambe.** Brochure in-8 de 24 pages. — Prix : 0 fr. 75. — Pour nos abonnés. . . . . . . . . . . . . . . . . . . . . . . . . . . . 50 cent.

RECLUS. (P.) **Des mesures propres à ménager le sang pendant les opérations chirurgicales.** Un vol in-8 de 144 pages. — Prix : 3 fr. 50. — Pour nos abonnés . . . . . . . . . . . . . . . . . . . . . 2 fr. 50

RECLUS (P.). **Des ophthalmies sympathiques.** Un fort volume in-8 de 210 pages. — Prix : 5 fr. — Pour nos abonnés. . . . . . . . . . 4 fr.

RECLUS (P.). **Du tubercule du testicule et de l'orchite tuberculeuse.** Vol. in-8 de 212 pages avec 5 planches en chromo-lithographie. — Prix : 5 fr. — Pour nos abonnés. . . . . . . . . . . . . . . . . . . 4 . fr.

RECLUS (P.). **La fontaine d'Ahusquy,** brochure in-8 de 30 pages. — Prix. 1 fr. — Pour nos abonnés. . . . . . . . . . . . . . . . . . . . 70 cent.

REGNARD (P.). **Recherches expérimentales sur les variations pathologiques des combustions respiratoires.** Un fort volume in-8 de 394 pages, enrichi de 100 gravures dans le texte. — Paris, 1879. — Prix : 10 fr. — Pour nos abonnés. . . . . . . . . . . . . . . . . . . . . . . . 7 fr.

REGNARD. *Voir* BOURNEVILLE.

RENAUT (J.). **Note sur la structure des glandes à mucus du duodénum (glandes de Brunner).** Brochure in-8 de 8 pages.— Prix 40 c. — Pour nos abonnés. . . . . . . . . . . . . . . . . . . . . . . . 30 cent.

RENAUT. *Voir* RANVIER.

RIBEMONT (A.). **Recherches sur l'insufflation des nouveau-nés et description d'un nouveau tube laryngien.** Un volume in-8 de 40 pages et 8 planches. — Paris, 1878. — Prix : 3 fr. 50. — Pour nos abonnés . . . . . . . . . . . . . . . . . . . . . . . . . . . . . . . . . . 2 fr. 50.

RICHER (P.). **Feuilles d'autopsie pour l'étude des localisations cérébrales.** — Hospice de la Salpêtrière. — Service de M. le professeur CHARCOT. (Deuxième édition). — Grand placard de 8 pages, avec 20 fig. — Paris, 1881. — Prix : 75 c. — Pour nos abonnés . . . . . . . . 60 c.

**RIDEL SAILLARD** (G.). **De la cachexie pachydermique** (myxœdème des auteurs anglais). In-8° de 74 pages avec deux figures photographiques hors texte. Paris, 1881. — Prix : 2 fr. — Pour nos abonnés. . . 1 fr. 35

**ROQUE** (L.). **Des dégénérescences héréditaires produites par l'intoxication saturnine lente.** Brochure in-32 de 15 pages. — Prix : 50 c. — Pour nos abonnés. . . . . . . . . . . . . . . . . . . . 35 c.

ROSAPELLY (Ch. L.) **Recherches théoriques et expérimentales sur les causes et le mécanisme de la circulation du foie.** Un volume in-8 de 76 pages orné de 24 figures. — Prix : 3 fr. — Pour nos abonnés. . . . . . . . . . . . . . . . . . . . . . . . . . . . . 2 fr.

ROUX (G.-L.). **Traitement de l'épilepsie et de la manie, par le bromure d'éthyle.** Brochure in-8° de 54 pages. Paris, 1882. — Prix : 2 fr. — Pour nos abonnés. . . . . . . . . . . . . . . . . . . . 1 fr. 35.

SADRAIN (G.). **Étude sur le traitement des attaques d'hystérie et des accès d'épilepsie.** Brochure in-8° de 55 pages. — Prix : 1 fr. 75. — Pour nos abonnés. . . . . . . . . . . . . . . . . . . . . . . 1 fr. 20

SAINT-GERMAIN (de). **De la trachéotomie.** Brochure in-8° de 31 pages. Paris, 1882. — Prix : 1 fr. — Pour nos abonnés. . . . . . . . . 70 c.

SEGLAS. **De l'influence des maladies intercurrentes sur la marche de l'épilepsie.** Un vol. in-8 de 60 pages. Paris, 1881. — Prix : 2 fr. — Pour nos abonnés. . . . . . . . . . . . . . . . . . . . . . . . . 1 fr. 35

SEGOND. (P.). **Note sur une observation de kyste hydatique** développé dans l'épaisseur du muscle grand pectoral. Brochure de 8 pages. — Prix : 0 fr. 40. — Pour nos abonnés. . . . . . . . . . . . . 30 cent.

SEGOND. (P.). **Recherches cliniques et expérimentales sur les épanchements sanguins du genou par entorse.** Volume in-8 de 85 pages. — Prix : 2 fr. — Pour nos abonnés . . . . . . . . . . . . . . 1 fr. 50

SEGUIN (E. C.). **Medical mathematism.** Brochure in-8° de 18 pages. — Prix : 60 cent. — Pour nos abonnés . . . . . . . . . . . . . . 40 cent.

SEGUIN (E.-C). **Registre memento** d'observations, pour conserver toutes les observations faites au lit du malade. Paris, 1878. — Prix. 60 cent.

SEVESTRE, *Voir* CHARCOT.

SIGERSON. **Note sur la paralysie vaso-motrice généralisée des membres supérieurs.** Brochure in-8 de 19 pages. — Prix : 60 c. — Pour nos abonnés. . . . . . . . . . . . . . . . . . . . . . . . . . . . 40 c.

SIMON (J.). **Conférences cliniques et thérapeutiques sur les maladies des enfants** (2° édition). Un beau volume in-8° de 340 pages. — Prix : 9 fr. — Pour nos abonnés, . . . . . . . . . . . . . . . . . . . 6 fr.

SINÉTY (de). **Des inflammations qui se développent au voisinage de l'utérus considérées surtout dans leurs formes bénignes.** Brochure in-8° de 16 pages. — Prix : 50 c. — Pour nos abonnés . . . . . 35 c.

STRAUS (F.). **Des ecchymoses tabétiques à la suite des crises de douleurs fulgurantes.** Brochure in-8° de 31 pages. Paris, 1881. — Prix : 1 fr. — Pour nos abonnés . . . . . . . . . . . . . . . . . . . 70 c.

STRAUS. *Voir* BÉHIER.

TABOUET. (L.) **Etude sur le traitement des abcès sous-périostiques aigus de l'adolescence.** Un vol. in-8 de 44 pages. — Prix : 1 fr. 50. — Pour nos abonnés . . . . . . . . . . . . . . . . . . . . . . . . 1 fr.

TARNIER.* **De l'influence du régime lacté dans l'albuminurie des femmes enceintes et de son indication.** — Prix. . . . . . 50 cent.

TAUBER (A.). **De l'amputation ostéoplastique de la jambe.** Brochure in-8° de 28 pages. — Prix : 75 cent.— Pour nos abonnés . . . . . 50 c.

TEINTURIER (E.). **Les Skoptzy,** étude médico-légale sur une secte religieuse russe dont les adeptes pratiquent la castration. — Un joli volume in-12 orné de gravures représentant les différents modes de castration employés par ces fanatiques. — Prix : 1 fr. 50. — Pour nos abonnés. . . 1 fr.

TEINTURIER. *Voir* BOURNEVILLE.

THAON (L.). **Recherches cliniques et anatomo-pathologiques sur la tuberculose.** Grand in-8 de 112 pages, avec 2 planches en chromo-lithographie. — Prix : 4 fr. 50. — Pour nos abonnés . . . . . . . . . 3 fr.

THAON (L.). **Clinique climatologique des maladies chroniques.** — 1er fascicule : *phtisie pulmonaire.* Un volume grand in-8 de 164 pages, avec 2 planches de tracés de température. Paris, 1877. — Prix : 4 fr. — Pour nos abonnés . . . . . . . . . . . . . . . . . . . . . . 2 fr. 75

TERRILLON. **Contribution à l'étude des gommes syphilitiques du testicule.** Brochure in-8 de 8 pages. — Prix : 0 fr. 40. — Pour nos abonnés . . . . . . . . . . . . . . . . . . . . . . . . . 30 cent.

TERRILLON. **Des troubles de la menstruation après les lésions chirurgicales ou traumatiques.** Brochure in-8 de 22 pages, 60 cent. — Pour nos abonnés. . . . . . . . . . . . . . . . . . . . . 40 cent.

TERRILLON. **Excroissances polypeuses de l'urèthre symptomatiques de la tuberculisation des organes urinaires chez la femme.** Brochure in-8 de 24 pages. — Prix : 0 fr. 75. — Pour nos abonnés. 50 cent.

TERRILLON. **Mémoire sur la rupture traumatique des parties internes du cœur avec ou sans lésions correspondantes des parois.** Brochure in-8 de 16 pages.— Prix : 0 fr. 60.— Pour nos abonnés. 40 c.

TROISIER (E.). **Note sur un cas d'encéphalopathie syphilitique précoce.** Brochure in-8 de 8 pages. — Prix : 0 fr. 40. — Pour nos abonnés. . . . . . . . . . . . . . . . . . . . . . . . . . 30 cent.

TURNER (E.). **Histoire de la circulation du sang** par Flourens. — André Césalpin. Brochure in-8 de 16 pages.—Prix : 0 fr. 75.— Pour nos abonnés. . . . . . . . . . . . . . . . . . . . . . . . . . 40 cent.

TURNER (E.). **Remarques au sujet de la lecture faite à l'Académie par M. Chéreau** le 15 juillet 1879. Brochure in-8 de 16 pages. — Prix : 60 c. — Pour nos abonnés . . . . . . . . . . . . . . . 40 cent.

VIDAL. **Du pityriasis,** leçon recueillie et rédigée par de BEURMANN. In-8 de 20 pages. — Prix : 0 fr. 75. — Pour nos abonnés . . . . . 50 cent.

VIGOUROUX (R.). **Métalloscopie, métallothérapie, æsthésiogènes.** Brochure in-8° de 72 pages. Paris, 1882. — Prix : 3 fr. — Pour nos abonnés . . . . . . . . . . . . . . . . . . . . . . . . . . 2 fr.

VIGOUROUX. *Voir* MAURIAC,

VILLARD (F.). **De l'aphasie ou perte de la parole et de la localisation du langage articulé,** par le Dr BATMAN, traduit de l'anglais par F. Villard. Un volume in-8 de 128 pages. Paris, 1870. Prix : 2 fr. — Pour nos abonnés. . . . . . . . . . . . . . . . . . . . . . . . 1 fr. 25.

VILLARD (F.). **Notice hygiénique et médicale sur l'Attique.** Brochure in-8 de 30 pages. — Prix : 1 fr. — Pour nos abonnés. . . . . 70 cent.

WANNEBROUCQ. *Voir* KELSCH.

PARIS. — IMP. V. GOUPY ET JOURDAN, RUE DE RENNES, 71.

PARIS. — IMP. V. GOUPY ET JOURDAN, RUE DE RENNES, 71.

www.ingramcontent.com/pod-product-compliance
Ingram Content Group UK Ltd.
Pitfield, Milton Keynes, MK11 3LW, UK
UKHW021228230726
13926UKWH00003B/1312

9 782016 130339